U0253773

Gradation and Classification of Knee Osteoarthritis

膝骨关节炎
分级与分型

名誉主编　欧阳宏伟　陈　林
主　　编　史冬泉　蒋　青

中国科学技术出版社
·北京·

图书在版编目（CIP）数据

膝骨关节炎分级与分型 / 史冬泉，蒋青主编 . —北京：中国科学技术出版社，2024.8
ISBN 978-7-5236-0445-8

Ⅰ . ①膝… Ⅱ . ①史… ②蒋… Ⅲ . ①膝关节－关节炎－诊疗－研究 Ⅳ . ① R684.3

中国国家版本馆 CIP 数据核字（2024）第 040542 号

策划编辑	丁亚红 孙 超
责任编辑	丁亚红
文字编辑	魏旭辉
装帧设计	华图文轩
责任印制	徐 飞

出 版	中国科学技术出版社
发 行	中国科学技术出版社有限公司
地 址	北京市海淀区中关村南大街 16 号
邮 编	100081
发行电话	010-62173865
传 真	010-62179148
网 址	http://www.cspbooks.com.cn

开 本	710mm×1000mm 1/16
字 数	152 千字
印 张	9
版 次	2024 年 8 月第 1 版
印 次	2024 年 8 月第 1 次印刷
印 刷	北京博海升彩色印刷有限公司
书 号	ISBN 978-7-5236-0445-8/R · 3179
定 价	128.00 元

（凡购买本社图书，如有缺页、倒页、脱页者，本社销售中心负责调换）

编著者名单

名誉主编　欧阳宏伟　陈　林
主　　编　史冬泉　蒋　青
副 主 编　吕中阳　李嘉威　孙梓荧　刘岸龙
编 著 者　（以姓氏笔画为序）
　　　　　王　峥　王茂春　吕中阳　刘　源
　　　　　刘子正　刘岸龙　孙　恒　孙梓荧
　　　　　李维彤　李嘉威　陆志豪　陈佳祁
　　　　　陈浮斐　金筱妤　姜瑞阳　费宇翔
　　　　　郭　虎　唐云龙　蒋惠铭　谢　亚
　　　　　谭婳嬿

内容提要

　　本书是一部专门论述膝骨关节炎（knee osteoarthritis，KOA）分级与分型的著作。编者从 KOA 的危险因素出发，系统阐述了软骨退变、滑膜炎、骨质重塑等关键病理过程，全面总结了 KOA 的 X 线、超声、MRI 和关节镜下分级，并根据 KOA 发生发展过程中体液分子的变化特征提出了 KOA 的分子分期与分型，最后系统梳理了 KOA 药物治疗和手术治疗后的评估与分级方式，以期对 KOA 的发病机制、治疗方案选择及未来新型药物开发提供参考。本书重点突出、阐释严谨，非常适合广大骨科医师及膝骨关节炎相关科研人员借鉴参考。

前　言

　　骨关节炎（osteoarthritis，OA）是全球范围内最常见的关节退行性疾病。其中，膝关节是最常见的 OA 受累关节，即膝骨关节炎（knee osteoarthritis，KOA）。KOA 的症状和体征主要表现为疼痛、僵硬、关节活动减少和肌肉无力，其导致的长期后果包括身体活动减少、睡眠质量下降、疲劳、抑郁甚至残疾等。研究显示，在 65 岁以上的人群中，KOA 的发病率约为 33%，其中女性发病率明显高于男性。在我国，KOA 的发病率呈现明显的地域差异，西南地区发病率最高（13.7%），东部和北部地区最低（分别为 5.5%、5.4%），并且农村的 KOA 发病率高于城市。据统计，由 OA 造成的社会经济花费占到了国民生产总值的 1%～2.5%，给个人和家庭造成了沉重的经济负担。

　　目前，KOA 的诊断和治疗主要依靠症状、体征和影像学检查结果。但是，KOA 的 X 线表现与患者的症状严重程度及组织结构损伤程度往往不一致，而目前在 KOA 患者的治疗方案选择上高度依赖临床证据，故可能导致 KOA 的治疗方案和疾病的病理机制不匹配，这也是 KOA 药物治疗效果不佳的原因之一。此外，KOA 的治疗方案较为单一，目前仍存在"一种方案用于所有患者"的临床现状，这反映了目前 KOA 精准化治疗和管理的困境。因此，从 KOA 的病理机制、分子特点、影像学检查结果和临床表现等多层次系统梳理 KOA 的特点具有重要的临床指导意义。

　　本书系统阐述了 KOA 的相关病理过程，全面总结了 KOA 发生发展过程中的分子分期与分型，细致梳理了 KOA 治疗中及治疗后的评估与分级方式，相信从事膝骨关节炎相关研究的科研人员及骨科医师均可从中获益。

南京大学医学院附属鼓楼医院

目　录

第1章　膝骨关节炎病理生理过程

一、危险因素

膝骨关节炎（knee osteoarthritis，KOA）是关节炎中最常见的一种形式，其主要症状表现为膝关节疼痛、肿胀及功能障碍。KOA是一种全身多因素所引起的退行性疾病，随着年龄的增长，该疾病的发病率逐渐升高，其危险因素可分为原发性和继发性两类，原发性因素包括年龄、性别、肥胖、关节结构异常、关节周围肌肉强度改变和遗传学因素等，继发性因素包括运动、创伤和职业损伤等。系统认识和理解KOA的危险因素对于预防疾病发生和延缓疾病进展具有重要的临床意义。

（一）原发性因素

1. 年龄

衰老是KOA发生发展的单一最大危险因素，随着年龄的增长，KOA发病率不断增加（图1-1），随着社会人口老龄化的加剧，其患病人口在逐年攀升。KOA可累及37%的60岁以上人群。根据Framingham骨关节炎研究报道，在63—70岁的人群中，X线片检查结果显示患有KOA的人群比例为27%，而在80岁以上的人群中，这一比例增加到了44%。因此，在进行KOA诊疗时，年龄是必须考虑的因素。

细胞衰老是年龄相关KOA的标志之一，主要表现为细胞周期停滞、增殖能力减弱、维持组织稳态的功能受损。衰老细胞向周围微环境释放细胞因子促进炎症反应的特征被称为衰老相关分泌表型（senescence-associated secretory phenotype，SASP）。SASP的特点是衰老细胞分泌的特定生物活性分子增加，包括趋化因子、细胞因子、蛋白酶和生长因子等（表1-1）。其中，以促炎因子的分泌为SASP最典型的特征，如白细胞介素（interleukin，IL)-6、IL-7、IL-1β和肿瘤坏死因子（tumor necrosis factor，TNF）。促炎因子的表达和活性会进一步导致软骨基质的分解代谢和退变，包括基质金属蛋白酶（matrix metalloproteinases，MMP）和血小板反应蛋白解整合素金属肽酶（a disintegrin and metalloproteinase with thrombospondin，ADAMTS）。在KOA

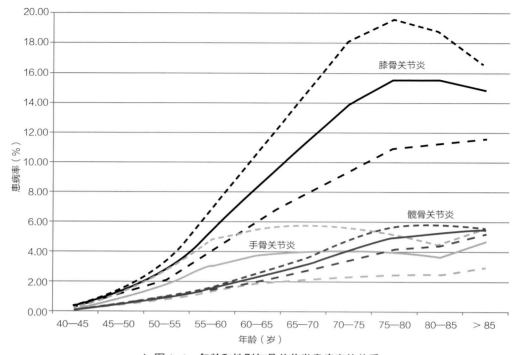

▲ 图 1-1　年龄和性别与骨关节炎患病率的关系

实线为总人群，短虚线为女性患者人群，长虚线为男性患者人群

表 1-1　衰老相关分泌表型（SASP）中的生物活性分子		
SASP 生物活性分子	**成　员**	**生物作用**
趋化因子	CCL2、CCL4、GROα	• 巨噬细胞募集 • 炎症发生 • 关节疼痛
细胞因子	IL-1、IL-6、IL-7、IL-8、OSM、GM-CSF、TNF	• ROS 发生 • DNA 损伤 • 生长抑制
蛋白酶	MMP-1、MMP-3、MMP-10、MMP-13、ADAMTS5、ADAMTS7	• 软骨基质重塑 • ECM 退变 • 软骨基质丢失
生长因子	TGF-β、IGFBP	• 骨重塑 • 骨赘形成 • 软骨下骨增厚

ADAMTS. 血小板反应蛋白解整合素金属肽酶；CCL.C-C 模体趋化因子；ECM. 细胞外基质；GM-CSF. 粒细胞 - 巨噬细胞集落刺激因子；GROα. 生长调节 α 蛋白；IGFBP. 胰岛素样蛋白生长因子结合蛋白；MMP. 基质金属蛋白酶；OSM. 抑瘤素 M；ROS. 活性氧；TGF-β. 转化生长因子 -β；IL. 白细胞介素；TNF. 肿瘤坏死因子

发生发展的过程中，关节内异常的机械应力会加快软骨细胞的衰老（图 1-2），进而导致软骨侵蚀和骨赘形成，引起关节活动能力下降。衰老的软骨细胞表现出共同的特征，即端粒侵蚀、线粒体活性障碍及衰老相关异染色质增加，这些特征都能够导致 SASP，而 SASP 会进一步促进软骨退变和关节内炎症反应。这些证据都充分说明软骨细胞衰老是 KOA 的发病驱动因素之一。

细胞衰老表现出 SASP，其分泌因子（包括趋化因子、细胞因子、蛋白酶和生长因子）来单独或联合作用，诱发 KOA 的发生发展。

2. 性别

性别是导致 KOA 发生发展的另一个重要影响因素。大多数研究表明，与男性相比，女性更易出现症状性 KOA。一项国际研究报道显示，女性患 KOA 的相对风险约为男性的 1.52 倍。男性与女性 KOA 患病率的差异也会随着年龄增加而扩大，在 70—75 岁，这种差异会达到峰值，女性 KOA 患病率接近男性 KOA 患病率的 2 倍（图 1-3）。

雌激素水平被认为是女性更易患 KOA 的重要原因之一。据报道，年龄较早的月经初潮及胎次都与 KOA 的风险增加有关。雌二醇（estradiol，E_2）是女性绝经前和围绝经期早期的主要雌激素，其在循环中的水平随着绝经的到来而逐渐下降。E_2 的分解代谢产物羟基雌酚酮，包括 2- 羟基雌酚酮和 16α- 羟基雌酚酮两种类型，同样也会促进 KOA 的发生和发展。一项临床研究报道显示，低水平的 E_2 代谢和 2- 羟基雌酚酮的表达与 KOA 的发生有显著相关性。另外，有研究报道，在女性中，低血清内源性 E_2 和孕酮水平与膝关节内积液的增加和其他 KOA 相关的结构改变有明显关系。性激素可通过

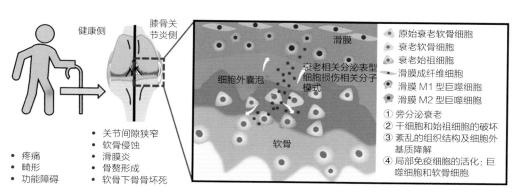

▲ 图 1-2　细胞衰老在膝骨关节炎（KOA）发生发展中作用的示意图

细胞衰老引发一系列 KOA 病理过程，软骨丢失、软骨退变、滑膜炎、软骨下骨重塑等，进而促进 KOA 的进展，加重症状

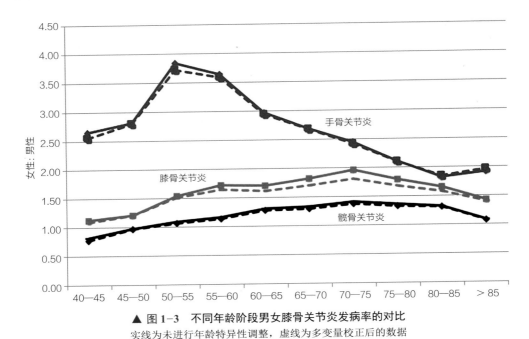

▲ 图1-3　不同年龄阶段男女膝骨关节炎发病率的对比

实线为未进行年龄特异性调整，虚线为多变量校正后的数据

对滑膜细胞、软骨细胞和骨细胞的直接作用而影响KOA的发生与发展，这些机制主要反映在胶原蛋白的合成、骨密度的维持或调节细胞因子的过度表达等过程中。相反，E_2的升高也能显著改善软骨细胞中由MMP和金属蛋白酶组织抑制物（tissue inhibitors of metalloproteinases，TIMP）之间失衡所引起的关节退变和炎症反应。但是目前关于KOA的治疗方法尚未考虑到性别差异。因此，需要进一步了解对于性别及相关分子在KOA疾病机制中的作用，从而更加有效地根据性别相关KOA风险因素来干预疾病的发生和发展。

3. 肥胖

体重超重（BMI 25～30kg/m²）或者肥胖（BMI > 30kg/m²）是KOA发生发展的重要危险因素。在肥胖人群中，出现症状学或者影像学KOA的风险均增加，并且易累及双侧膝关节。传统观点认为，过高的体重导致施加在膝关节上的机械压力增加，引起软骨细胞表达并分泌促炎因子和促基质降解酶，进一步造成炎症和软骨基质破坏。

近年来研究发现，由脂肪细胞产生的脂肪因子与KOA的发生发展也存在密不可分的联系。瘦素是一种主要由脂肪组织产生的因子，其在关节软骨细胞和滑膜细胞中也有少量表达。研究显示，瘦素可明显促进参与软骨破坏的MMP的表达并激活2型一氧化氮合酶等促炎细胞因子，从而加剧软骨细胞的 KOA 表型（图 1-4）。此外，KOA 患者髌下脂肪垫中的脂肪分泌的瘦素可诱导软骨细胞合成并分泌 MMP。瘦素能单独或者联合 IL-6、IL-8 等白细胞介素来激活 NF-κB、蛋白激酶 C 和 MAPK 途径，从而促进炎症，进一步加快软骨基质降解。同时，有研究者报道，瘦素也可参与到骨代谢的调节中，KOA 中的成骨细胞功能异常也与瘦素密切相关。KOA 患者软

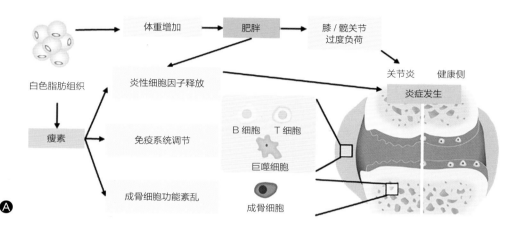

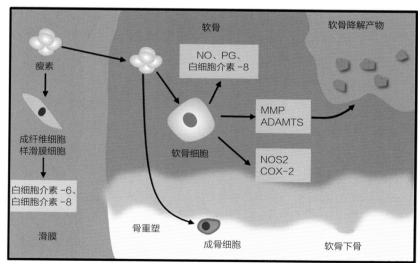

▲ 图 1-4　瘦素对膝骨关节炎（KOA）的影响示意图

A. 体重超标所导致的机械负荷增加会促进软骨退变，导致 KOA 发生。瘦素会引起软骨下骨中成骨细胞的失调。脂肪细胞源性的瘦素诱导促炎性细胞因子释放，从而产生炎症环境。B. 瘦素对 KOA 病理生理学的影响。瘦素可以激活细胞内的促炎介质，从而导致关节内分解代谢与合成代谢之间的不平衡，以及骨和软骨的重塑。NO. 一氧化氮；PG. 前列腺素；NOS2. 一氧化氮合酶 2；COX-2. 环氧合酶 -2；MMP. 基质金属蛋白酶；ADAMTS. 血小板反应蛋白解整合素金属肽酶

骨下骨中瘦素生成增加与碱性磷酸酶、骨钙素、Ⅰ型胶原的水平升高相关。这些结果提示，瘦素可能在软骨代谢中起促炎和促进基质降解的作用。因此认为，在肥胖患者 KOA 的病理机制中，瘦素起到了重要的作用。

4. 关节结构异常

先天性的关节结构异常是促进 KOA 发生发展的一大原因。膝关节的内、外翻畸形会导致关节软骨的负荷不均匀，促使软骨因承受异常应力刺激进入病理状态而导致 KOA 发生。

从股骨头中心到踝关节中心为下肢力线或下肢机械轴线，当该力线经过膝关节中心时，称为"中立"的力学轴线，此时股骨胫骨角度约为 174°（图 1-5）。在膝关节内翻时下肢力线通过膝关节中心内侧的位置，内侧腔室负重增加；在外翻时下肢力线通过膝关节中心外侧的位置，外侧腔室压力增加。在正常步态的健康膝关节中，膝关节负荷在内侧室和外侧室之间的分布是不均衡的，膝关节外收力矩的存在导致 70% 的负荷通过内侧室。膝关节内翻越严重，膝关节负荷向内侧分布的比例增加就越多。外翻畸形较大时，负荷分布从内侧转移到外侧。一般在健康的膝关节中，内翻对内侧腔室的机械冲击很可能超过外翻对外侧腔室的机械冲击。多中心的膝骨关节炎研究显示，与正常膝关节相比，膝关节内翻角度大于 1° 时在影像学上的 KOA 发生率明显增加。此外，一项临床数据显示，1.1°～3° 的外翻畸形与 KOA 疾病进展的风险增加明显相关。在 KOA 的膝关节中，外翻畸形大于 3° 时与疾病的发病率和膝关节外侧的软骨损伤有密切关系。膝关节力线的异常能够加速 KOA 的发展，因此，在对 KOA 进行诊断时，需要对下肢力线和关节结构异常等问题引起足够的重视。

5. 关节周围肌肉强度

症状性 KOA 患者关节周围肌群的

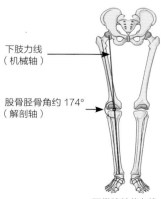
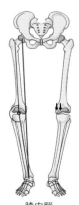
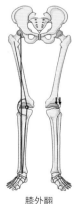

下肢力线
（机械轴）

股骨胫骨角约 174°
（解剖轴）

正常膝关节力线　　膝内翻　　膝外翻

◀ 图 1-5　下肢机械轴线与解剖轴股骨胫骨角示意图

正常膝关节、膝内翻和膝外翻下肢机械轴线和解剖轴的关系

肌力明显下降，传统观点认为这是疾病导致患者整体活动水平降低而引起的继发性肌肉萎缩和随之发展的肌无力。然而，有研究表明，部分患者的肌无力和肌肉萎缩早于 KOA 的发生。膝关节周围的伸肌无力会显著增加症状性 KOA 的概率，而且股四头肌的无力与更严重的膝关节疼痛症状有明显相关性。在一项临床研究中，股内侧肌的横截面积平均增加 28% 时，其中 67% 的参与者的 WOMAC 疼痛评分平均下降 17 分。多中心的膝骨关节炎临床数据发现，大腿肌力可作为症状性 KOA 的预测因素，但股四头肌强度与 KOA 影像学进展的关系并不一致。以上说明关节周围肌肉强度也与 KOA 的发生发展密不可分，但是其具体的作用仍需要进一步证实。

6. 遗传学

遗传学和流行病学研究及全基因组关联研究（genome-wide association studies，GWAS）已经明确遗传因素是 KOA 发生发展的重要风险因素之一，并对关节病理的演变起到至关重要的作用。经典的双胞胎研究和家族聚集研究表明，在对年龄、性别和 BMI 等已知危险因素进行调整后，根据关节部位的不同，发生结构性 KOA 的遗传易感性在 40%～65%。

迄今为止，GWAS 已经确定了几种 KOA 的常见变异基因，这些个体风险等位基因发挥的影响为中度到

低度。与 KOA 相关的基因位点主要包括转化生长因子 -β（transforming growth factor-β，TGF-β）和骨形态发生蛋白（bone morphogenetic protein，BMP）信号通路中的成分所对应的编码基因，即生长分化因子 5（growth and differentiation factor 5，GDF5）、Ⅱ型碘甲状腺原氨酸去碘酶（Type Ⅱ iodothyronine deiodinase，DIO2）、参与细胞凋亡和线粒体损伤的蛋白质、调控细胞外基质成分合成和重塑的分子、Wnt 信号通路成分、与炎症和免疫反应相关的蛋白质等。个体遗传变异并不是 KOA 风险增加的决定性因素，但对这些基因的鉴定为了解 KOA 发病的分子机制提供了重要的参考。此外，这些信息可以用于筛选 KOA 发展的高风险个体，指导生物标志物的鉴定，并为早期预防或治疗提供理论依据。

（二）继发性因素

1. 运动

目前，关于体育活动对成年人的膝关节发挥保护或损伤的具体作用仍不清楚。关节状况与运动参数的差异可能是导致这些矛盾结果的原因之一。

多队列研究已经评估了运动和 KOA 发病之间的关系，包括评估普通人群和特定人群（如休闲跑步者）的研究，这些研究均未报道从事中度体育活动的人群发生 KOA 的风险增加。相比之下，Framingham 研究报道称，与

未参加剧烈运动的对照组相比，自我报告的"剧烈运动"或每天运动超过4小时的人群会增加患KOA的风险。运动人群中，足球运动员是早期KOA研究最多的对象，足球运动员或前足球运动员的KOA发病率在16%～80%，是普通人群的12倍，平均确诊年龄比非运动员小5岁。活动强度和持续时间都与KOA相关损伤的发生有联系。而单纯超负荷的作用则没有那么明显，在一项对长跑运动员进行的近20年随访的前瞻性研究中显示，一些跑步者（6.7%）在影像学中显示有早期KOA的迹象，但是在研究结束时，跑步组并没有出现更高的KOA发病率。另外，在骨髓损伤的基础上，剧烈的体育活动也与软骨损伤的加重和胫骨内侧软骨体积损失率的增加有关。在运动中，关节面承受的冲击负荷和关节扭动程度决定了对关节软骨的影响程度。表1-2中显示了不同运动方式对于关节的负荷程度。

2. 创伤

关节的创伤（包括手术）会导致KOA的发生，通常称为创伤后OA（post-traumatic OA，PTOA）。尽管衰老是KOA的重要危险因素，但大多数的患者仍处于工作年龄（15—64岁）时就已出现明显的KOA症状，其中多数患者有关节外伤史。PTOA可能由任何导致关节损伤的刺激事件引起，包括骨折、软骨损伤、韧带损伤和半月板损伤等。

创伤后，关节可能会发生长期的结构变化，导致软骨的生物力学发生改变，并引起软骨细胞外基质退变。关节损伤后，由嵌塞导致的关节面软骨损伤是较常见的，在近一半的前交叉韧带撕裂病例中，股骨内外侧髁软骨表现出直接的结构性损伤迹象。有研究证明，软骨在承受15～20MPa的直接压力时会引起软骨细胞的坏死，

表1-2　不同的运动、活动的关节负荷和扭转负荷的情况			
负荷强度	低负荷	中负荷	高负荷
运动类型	• 游泳 • 太极 • 低强度有氧运动 • 步行 • 水中有氧运动 • 冲浪	• 保龄球 • 击剑 • 自行车 • 赛艇 • 滑冰 • 攀岩 • 网球	• 举重 • 快速步行 • 乒乓球 • 远足 • 骑马	• 篮球 • 排球 • 手球 • 竞技性跑步 • 足球 • 橄榄球 • 壁球

而 40MPa 的压力几乎会导致软骨细胞的直接死亡。在软骨细胞受损区域的周围组织和细胞会进一步受累并引起细胞凋亡，而凋亡的软骨细胞表达基质降解酶，从而加重软骨退变。另外，在急性损伤后的早期阶段，关节组织中大量炎性细胞因子也会急剧升高，包括 IL-1、IL-6、IL-17 及肿瘤坏死因子等。另外有研究报道，65%～75%的前交叉韧带损伤患者也有半月板损伤的迹象。膝关节的半月板增加了关节力传递的有效面积，因此降低了单位面积软骨的接触应力。半月板损伤导致的软骨病理风险增加反映了半月板分配接触力和对关节软骨保护作用的丢失。关节损伤后，异常的机械负荷会激活一系列信号通路，包括 IL、TNF、NF-κB、Wnt、TGF-β 及氧化应激等信号通路（图 1-6），而这些信号通路能够进一步导致软骨分解代谢和基质退变。虽然 PTOA 发病的确切机制尚未完全阐明，但关节内的炎症反应、关节软骨的直接嵌塞和软骨下骨的早期变化都可能是诱发 KOA 长期发展的潜在有害过程。关节软骨、半月板和软骨下骨的影像学改变可以用来预测 KOA 的变化。希望可以通过对PTOA 发病机制和疾病预测因子的进一步了解，从而更加有针对性的指导二级预防干预。

3. 职业

职业活动与 KOA 的发生发展也存在一定的关系。与普通人群相比，职业运动员（如足球运动员和举重运动员）患 KOA 的风险有所增加，这些证据都提示关节的重复负荷与 KOA 的发病相关。类似的机制同样也出现在更多需要重复跪姿和反复蹲起的常规职业中，例如，矿工和木匠等职业与KOA 的发病率增加有关。许多特定的职业角色对 KOA 风险的影响需要进一步扩大样本数据进行研究。

二、软骨磨损

（一）关节软骨的组成与结构

关节软骨是全身分布最为广泛的软骨，主要类型为透明软骨，厚度一般只有 2～4mm。关节软骨主要由细胞外基质和软骨细胞构成（图 1-7）。细胞外基质的成分由大部分的水、胶原蛋白、蛋白聚糖，以及少量非胶原类的蛋白、糖蛋白和无机盐组成，而软骨细胞分散地排布在细胞外基质中。其中，水含量占软骨细胞外基质湿重的 80%，蛋白聚糖含量占细胞基质外湿重的 10%～15%，胶原蛋白含量占软骨干重的 60%（其中 90%～95% 为 Ⅱ型胶原）。

从软骨表面到深层，根据胶原纤维的超微结构和组成，可将软骨分为四个不同区域，分别是表层、中层、深层和钙化层。

表层区域的软骨较薄，占关节软骨

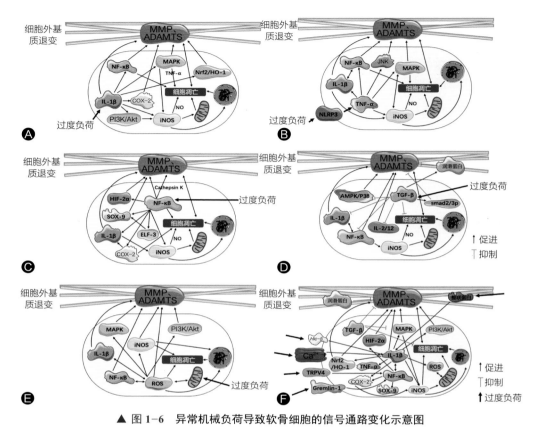

▲ 图 1-6　异常机械负荷导致软骨细胞的信号通路变化示意图

A. 过度机械负荷引起 IL-1β 信号通路变化过程；B. 过度机械负荷引起 TNF-α 信号通路变化过程；C. 过度机械负荷引起 NF-κB 信号通路变化过程；D. 过度机械负荷引起 TGF-β 信号通路变化过程；E. 过度机械负荷引起氧化应激信号通路变化过程；F. 过度机械负荷引起细胞离子通道信号通路变化过程

MMP. 基质金属蛋白酶；ADAMTS. 血小板反应蛋白解整合素金属肽酶；NF-κB. 活化 B 细胞 κ 轻链增强子的核因子；MAPK. 促分裂素原活化蛋白激酶；COX-2. 环氧合酶 -2；PI3K. 磷脂酰肌醇 3 激酶；Akt. 苏氨酸激酶；TGF-β. 转化生长因子 -β；TNF. 肿瘤坏死因子；IL. 白细胞介素；Nrf2. 核因子 E2 相关因子 2；HO-1. 血红素加氧酶 1；NO. 一氧化氮；iNOS. 诱导型一氧化氮合酶；NLRP3. NLR 家族 Pyrin 域蛋白 3；JNK. 应激活化蛋白激酶；Cathepsin K. 组织蛋白酶 K；ELF-3. 一种转录因子；SOX-9. 一种转录因子；AMPK. 活化蛋白激酶；p38. 指 p38 丝裂原活化蛋白激酶；ROS. 活性氧；HIF. 缺氧诱导因子；TRPV1. 瞬时受体电位香草素 1

厚度的 10%～20%，其中软骨细胞呈扁平状。该区域的胶原纤维（主要是 Ⅱ 型和 Ⅸ 型胶原蛋白）排列紧密，平行于关节面，可以保护深层软骨免受剪切应力的影响。表层软骨与滑液直接接触，负责软骨的大部分拉伸特性，使其能够抵抗关节运动产生的剪切力、拉力和压力。

中层软骨是表层软骨和深层软骨之间的功能桥梁。中层区域占软骨总体积的 40%～60%，含有丰富的蛋白聚糖和较粗的胶原纤维。在这一层中，胶原纤维呈倾斜排列，软骨细胞呈球

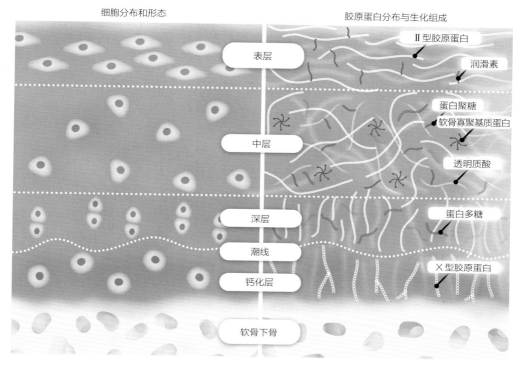

细胞分布和形态　　　　　　　　　　胶原蛋白分布与生化组成

表层　　　　　Ⅱ型胶原蛋白

润滑素

中层　　　　　蛋白聚糖

软骨寡聚基质蛋白

透明质酸

深层　　　　　蛋白多糖

潮线

钙化层　　　　Ⅹ型胶原蛋白

软骨下骨

▲ 图 1-7　关节软骨的组成和结构

透明软骨各个层次结构、细胞分布和形态、胶原组织及基质生化成分

形，并且分布密度较低。从功能角度来说，中层软骨区域是抵抗压力的第一道防线。

深层软骨的胶原纤维垂直于关节面排列，主要负责提供最大的抗压缩能力。深层区域占关节软骨体积的30%～40%，含有直径最大的胶原纤维，呈放射状排列，蛋白多糖含量最高，但水浓度和软骨细胞密度最低。深层区域的软骨细胞通常呈柱状排列，平行于胶原纤维，垂直于关节面。

钙化层软骨与深层软骨之间以潮线相隔。钙化层在软骨到软骨下骨区域的过渡中起着重要的作用，能够将

深层区域的胶原纤维锚定于软骨下骨。在钙化层中，软骨细胞数量稀少，并且出现肥大化的软骨细胞。

根据细胞外基质中胶原纤维的直径和结构，以及其与软骨细胞的距离，关节软骨细胞外基质又可以分为细胞周基质、区域内基质和区域间基质。细胞周基质是与细胞膜相邻的薄层，完全包围软骨细胞，主要含有蛋白聚糖、糖蛋白及其他非胶原蛋白，这一基质区域主要发挥软骨在负重后信号转导的启动作用；区域内基质包围着细胞周基质，主要由较细的胶原纤维组成，在细胞周围形成一个篮网状的

结构，区域内基质比细胞周基质更厚，可保护软骨细胞免受机械应力损伤，并有助于维持关节软骨结构的弹性及其承受负重的能力；区域间基质在软骨细胞外基质中占比最大，它对关节软骨的生物力学特性贡献也最大，该区域拥有较大的胶原纤维束，包括平行于关节面的表层胶原，倾斜在中层区域排列和垂直于深层区域排列的胶原纤维。蛋白聚糖主要存在于区域间的胶原中。

（二）KOA 中关节软骨的病理变化

关节软骨本身没有血管、神经和淋巴分布，其所需的营养主要依靠关节液的渗透作用进行补充。正常的关节软骨表面光滑，并具有良好的弹性。这一特性可以帮助关节在活动时减少摩擦阻力，并传递、分散和缓冲关节应力负荷，避免软骨下骨小范围内过度受压。关节软骨细胞通常处于静息期，一旦完成成年期的关节发育，就会保持相对稳定的表型。所以关节软骨细胞在一般情况下不会发生增殖，无论是在人类关节中还是在软骨损伤的动物模型中，它们的细胞外基质合成能力会随着年龄的增长而逐渐降低。这些功能特性都说明了软骨具有损伤后难以自我修复的特点。

关节软骨损伤在临床上较为普遍，全身各个关节中以膝关节软骨损伤最为常见。创伤、肥胖、关节退变等机械或代谢因素均可导致关节软骨损伤。

由于关节软骨自我修复能力弱，局部损伤及其所继发的自身修复反应将引起无法逆转的关节软骨退行性改变，并且会逐渐加重并发展为 KOA。软骨细胞负责细胞外基质成分的合成与分泌，以完成细胞外基质的更替，虽然其分布较为稀疏，但它们对维持细胞外基质的合成与分解代谢的平衡至关重要。在 KOA 中细胞外基质成分的合成和降解之间的失衡是促进病理进展的重要因素，凡是破坏其健康状态或改变其表型稳定性的生物学事件都会损害软骨内稳态并导致 KOA 的发生和发展。

软骨磨损是 KOA 退行性病变的主要原因之一，软骨承受超负荷后首先会引起表层结构破坏，其特征表现为出现与关节面大致平行的不同程度的裂口，并且关节软骨表面开始出现纤维化。随后裂口穿透表层的软骨，累及软骨细胞，细胞凋亡增强，导致软骨成分逐渐丢失。随着疾病进展，关节软骨会进一步开裂与破损，而由此产生的软骨碎片会进入关节腔引起一系列连锁反应，并最终形成 KOA（图 1-8）。这些退行性改变通常是一个缓慢的过程，一般长达 15～20 年。

在生理状况下，关节软骨细胞外基质的合成与降解维持动态平衡；而在 KOA 病理过程中，炎症因子、基质金属蛋白酶和各类水解酶过量表达，打破了软骨细胞外基质合成与分解的平

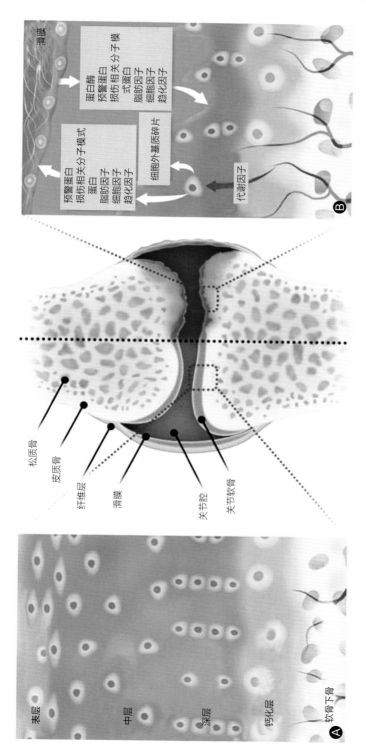

▲ 图 1-8　膝骨关节炎（KOA）中关节软骨的病理变化

A. 健康的关节软骨，由于软骨内没有血管，软骨细胞可以在乏氧环境中生存，软骨的主要功能是吸收机械负荷，这是维持软骨稳态所必需的；B. KOA 关节软骨，血管的侵袭可以促进软骨、滑膜和软骨下骨之间的分子交流（如细胞因子、趋化因子等），它会引发软骨退化的恶性循环

衡，最终导致胶原蛋白和蛋白聚糖的丢失。在 KOA 早期，软骨细胞分泌基质金属蛋白酶组织抑制物抑制细胞外基质的降解，然而这种代偿过程不足以抵抗软骨分解代谢的加速。总体来说，软骨磨损过程中蛋白聚糖含量下降，水含量增加，胶原蛋白网络结构紊乱，导致关节软骨弹性丢失。从宏观上来看，这些变化导致软骨的开裂，关节表面受到侵蚀，并最终发展为 KOA。

三、滑膜炎症

（一）滑膜的组成与结构

滑膜是指排列在关节腔、腱鞘和关节囊内的特殊组织，细胞呈叠瓦状排列，与滑膜下层组织之间无明显界限，无明显的基膜。滑膜自身可以分为滑膜内层和滑膜下层（图 1-9）。

滑膜内层由多种星型滑膜细胞和细胞间颗粒状无定型的基质组成。滑膜内层细胞主要分为巨噬细胞样滑膜细胞和成纤维细胞样滑膜细胞。滑膜下层包含血管、脂肪、成纤维细胞及少量淋巴细胞和巨噬细胞。巨噬细胞样滑膜细胞通过清除磨损碎片和降解物质来保持滑液的清洁，它们约占滑膜内层细胞的 25%。巨噬细胞样滑膜细胞表面有 CD163 和 CD68 标志物，表明它们来源于巨噬细胞谱系。成纤维细胞样滑膜细胞主要负责产生一种长链聚合物透明质酸，使滑液具有黏性，从而起到润滑关节表面的作用。水是滑液的主要成分，透明质酸的强亲

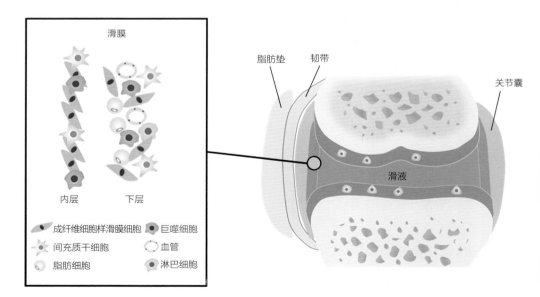

▲ 图 1-9　滑膜的组成与结构

滑膜由两个解剖学上截然不同的细胞层组成：内层和下层

水性可使水有效地滞留在关节间隙内，从而起到组织间物质交换的媒介作用。成纤维细胞样滑膜细胞表达 CD44 和细胞间黏附分子 -1（ICAM-1）等标志物，根据这些标志物可将其归类为局部来源的成纤维细胞。成纤维细胞样滑膜细胞具有成纤维细胞的形态外观，除透明质酸外，还能够分泌大量分子，包括润滑素、蛋白聚糖、细胞因子、花生四烯酸代谢物和金属蛋白酶等。

滑膜中存在的密集毛细血管网是滑液的重要来源，为滑膜和无血管分布的软骨提供营养。滑膜的主要功能是产生滑液，滑液的主要作用是减少关节软骨、肌腱、肌肉活动过程中的摩擦阻力，并滋养软骨、清除关节内的代谢产物。另外，滑膜能够将关节腔中的滑液密封，提供一个相对密闭的液体环境，可有效地缓冲运动时对关节软骨的创伤性冲击。滑液属于跨细胞液体家族，是一种变性的、黏性的流体，可通过血浆过滤分离。它能够促进滑膜渗透的血管、滑膜细胞和软骨细胞之间氧、二氧化碳和代谢物的持续交换，滑液及其携带的营养物质是表层和中层软骨细胞代谢的必要条件。正常情况下，滑液中含有透明质酸、润滑素、蛋白酶、胶原蛋白、前列腺素和少量的白细胞。直接接触滑液的表层软骨可直接从滑液中获得营养，然而，中层和深层软骨则主要通过滑液的扩散作用获得营养。

（二）KOA 中滑膜的病理变化

炎性滑膜分泌的促炎细胞因子、蛋白酶和前列腺素等物质是加速软骨退变和诱发临床症状的重要因素。在 KOA 过程中，软骨和骨质磨损的分解物落入关节腔后会被滑膜细胞吞噬，经过细胞生物学过程反应，滑膜细胞进一步向滑液中释放分解产物，从而导致滑膜出现充血、水肿、渗出等炎症反应，包括滑膜细胞的增生和淋巴细胞的浸润，形成滑膜炎性变。经过炎症刺激而激活的滑膜细胞又会释放促炎细胞因子、胶原酶和其他水解酶，进一步加剧软骨的分解，形成软骨破坏和滑膜炎症之间的正反馈恶性循环。另外，炎症反应会进一步被迁移至滑膜中活化的 T 细胞、B 细胞和巨噬细胞并持续放大，加速疾病进展。为了对抗这种炎症反应，滑膜和软骨会产生抗炎细胞因子，包括 IL-13、IL-4、IL-1Ra 和 IL-10（图 1-10），它们可以减少 PGE_2、IL-1β、TNF 和 MMP 的释放，并刺激 IL-1Ra 和 TIMP 的产生。因此，滑膜炎是促进 KOA 进展的主要因素之一。

滑膜对软骨的损害作用，除了释放大量的细胞因子之外，免疫反应也是其中的原因之一。在 KOA 的动物模型中，滑膜中淋巴细胞比例显著增加，表明 KOA 涉及免疫反应。滑膜细胞中淋巴细胞直接分泌细胞表面模式识别受体（pattern recognition receptor,

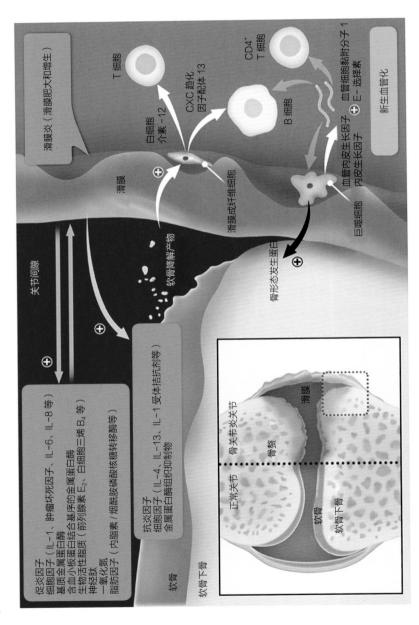

▲ 图 1-10　膝骨关节炎中滑膜的病理变化

释放到滑液中的软骨分解产物被滑膜细胞吞噬，加剧滑膜炎症。反过来，炎症刺激的滑膜细胞产生分解代谢和促炎细胞因子，导致分解软骨的蛋白水解酶的过度产生，又加剧了软骨分解，从而形成正反馈回路。炎症反应激活的滑膜 T 细胞、B 细胞和浸润的巨噬细胞放大。

PRR）和补体蛋白等免疫性物质，为软骨创造了局部的免疫微环境。这些免疫级联系统的激活，将对软骨分解产物甚至是细胞本身产生攻击，从而进一步促进 KOA 的进展。

炎性滑膜还可以直接或间接刺激血管生成，这些炎性细胞包括 KOA 滑膜中存在大量的巨噬细胞和肥大细胞。巨噬细胞可直接分泌或刺激其他细胞分泌 VEGF 等血管生成因子正常的滑膜是高度血管化的，以便为正常无血管分布的软骨提供营养和氧气。在 KOA 中，滑膜内的血管生成的增加反映了血管生成因子和抗血管生成因子之间平衡的变化，血管发生了重新分布，形成了血管翳。内皮细胞增殖的程度随着血管密度的增加、巨噬细胞浸润的增加和滑膜内 VEGF 的表达增加而增加。KOA 滑膜中 HIF-1α 的上调也与微血管密度的增加和血管生成因子的表达有关，表明缺氧可能起到额外的调节作用。血管生成会增强或维持炎症，新形成的血管对大分子的渗透性增加导致水肿加剧。

在 KOA 进展过程中，包括软骨、软骨下骨和滑膜在内的整个关节组织都参与炎症过程。在老年人和糖尿病患者中，炎症因子（如 IL-1β、TNF-α）及趋化因子会导致滑膜细胞和软骨细胞中 NF-κB 信号的激活。炎症信号也参与了 KOA 的发病机制，包括损伤相关分子蛋白（DAMP）、警报蛋

白（S100A8 和 S100A9）和补体蛋白等。DAMP 和警报蛋白在 KOA 患者的关节液中大量存在，通过 Toll 样受体（Toll-like receptor，TLR）或经典的 NF-κB 途径来调节软骨细胞中 MMP 和 ADAMTS 的表达。补体可通过 DAMP、细胞外基质碎片和死细胞碎片在 KOA 软骨细胞和滑膜细胞中激活。全身性炎症可通过炎症介质对软骨细胞进行重新编程，使其通过 NF-κB 途径、ZIP8/Zn²⁺/MTF1 轴、自噬机制向肥大化方向和分解代谢反应方向发展。在 KOA 过程中，关节软骨的碎片和分泌的蛋白会介导滑膜细胞产生促炎细胞因子，这些因子又吸引免疫细胞、增加血管生成并诱导软骨细胞表型转变（图 1-10），因此形成软骨退变和滑膜炎之间的正反馈，导致恶性循环，最终又会增加软骨降解并诱发进一步的滑膜炎症。

四、骨质重塑

软骨下骨位于膝关节软骨的下方。正常的软骨下骨分为两部分：软骨下骨板和软骨下松质骨（图 1-11）。软骨下骨硬化是 KOA 进展的标志之一，硬化的软骨下骨会产生过度硬化的基质，使软骨内应力集中，从而导致软骨退变加剧。在 KOA 病理过程中，软骨下骨质的重塑伴随着一过性骨丢失与软骨下骨体积增加。随着 KOA 的进展，软骨内成骨过程在潮线处明显增强，

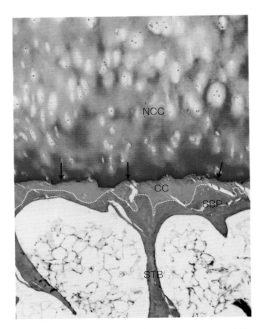

▲ 图 1-11　正常人关节软骨和软骨下骨的结构
CC 为钙化软骨，NCC 为非钙化软骨，SBP 为软骨下骨板，STB 为软骨下松质骨。箭头表示潮线，虚线表示水泥线

其中钙化区的软骨比正常骨的钙化程度更高。此外，钙化软骨的增厚使得其上覆盖的关节软骨层变薄，这是由于关节软骨层软骨细胞代谢活性减弱，从而无法产生足够的新的透明软骨细胞外基质来维持软骨体积。

非人类灵长类动物发生自发性 KOA 时，软骨下骨板增厚一般出现在明显的软骨损伤之前，其他实验诱发的 KOA 模型也显示出软骨下骨的变化要早于软骨退变。这表明在 KOA 进展中骨和软骨的病理变化存在时间上的差异。故讨论骨质重塑在 KOA 病理机制中的变化与影响时，通常分为 KOA

早期与晚期两部分（图 1-12）。此外，软骨下骨的骨髓水肿样变与软骨下骨囊性变也在 KOA 疾病发展过程中扮演重要角色，并且两者均与 KOA 患者的疼痛紧密相关。

（一）KOA 早期

在早期的 KOA 中，软骨下骨内新的骨质重塑位点增多，从而导致软骨下骨板变薄，而软骨下骨主要表现为骨质吸收增加。

重塑速度的增加会引起关节形状和应力传递的改变，使得软骨负荷增强，从而导致进行性软骨损伤。但早期 KOA 中骨质重塑增加的原因尚不明确，目前推测可能涉及的机制包括以下三点。

1. 微损伤修复的相关细胞信号传递：TGF-β、胰岛素样生长因子、IL-1、IL-6 和 PGE_2 在受损软骨中表达明显升高，而这些蛋白都是骨质重塑的产物和刺激物，导致骨质重塑进入正向循环。另外，关节软骨受到重复负荷时，在软骨下骨板会继续产生新的微裂纹，进而引起新的骨质重塑位点的出现。

2. 血管生成因子刺激后的血管浸润：在血管生成因子的刺激下，血管侵入关节软骨深层，诱导软骨细胞合成和分泌基质金属蛋白酶和其他分解代谢酶。这些因素促进关节软骨的进一步退变和基质分解，并导致关节负荷的增加，因此软骨下骨为适应改变的

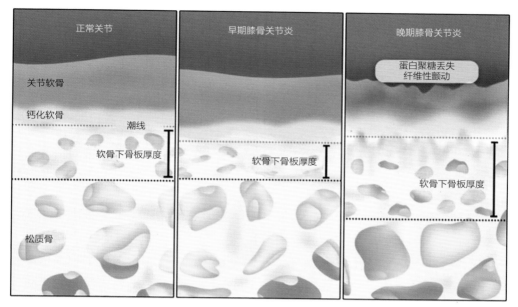

▲ 图 1-12　膝骨关节炎进展的不同阶段

正常关节结构中软骨下骨板是致密的皮质骨，而软骨下松质骨是相对疏松的。在早期膝骨关节炎中，软骨下骨板由于重塑速度增加而变薄。与此同时，随着骨小梁变薄与棒状化，松质骨出现丢失。在疾病晚期，软骨下骨板增厚，但软骨下松质骨量持续减少。钙化的软骨开始进入关节软骨，出现更厚的钙化板，而未钙化关节软骨的厚度逐渐减少。伴随而来的是从关节软骨表面开始的聚集素丢失（表现为染色颜色的变化）。这些变化导致了软骨下硬化症（包括软骨下骨板和钙化软骨）和更薄、更纤维化的关节软骨

负荷而发生骨质重塑。

3. 软骨下骨板的骨 - 软骨交互作用（图 1-13）：软骨下骨上存在孔洞，为软骨下骨和软骨之间提供沟通途径。这些孔洞会因 KOA 的发生而一过性的增加，这可能会导致软骨下骨区域破骨细胞再吸收，从而导致软骨下骨板上的穿孔增加。关节软骨损伤和血管侵犯都可以增加这些孔径的数量和大小，从而通过小分子的扩散实现骨和软骨之间的串扰，促使软骨下骨发生骨质重塑。

（二）KOA 晚期

KOA 晚期的软骨下骨以骨硬化为主，包括四个过程，即骨质重塑减少、软骨下骨硬化、钙化软骨增厚和骨小梁变薄。影像学与病理学研究都表明，在 KOA 晚期，软骨下骨密度和骨体积均明显上升，与非 KOA 患者相比，KOA 患者软骨下骨密度增加约 15%，骨体积增加约 30%。

但在人类骨密度分级研究中发现，与健康个体的关节相比，KOA 患者关节软骨下骨的骨量更高，但钙化程度低，这表明骨体积与钙化度之间的反向关系是关节的一种共适应状态，即骨体积增加是对钙化度减低的代偿，以维持关节的结构与生理功能。因此，

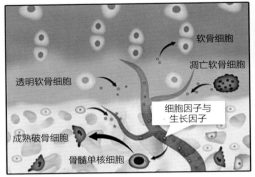

A 软骨下骨板的骨 - 软骨的生化串扰

B 软骨下骨板的骨 - 软骨通过血液循环连接

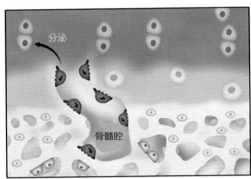

C 软骨下骨板的骨 - 软骨通过通道连接

D 软骨下骨板的骨 - 软骨机械串扰

▲ 图 1-13　软骨下骨板的骨 - 软骨（破骨细胞 - 软骨细胞）串扰的各种途径

A. 破骨细胞（OC）和软骨细胞（CC）通过穿过微裂纹和血管的分泌介质相互作用。B. 骨髓单核细胞通过侵入血管被带到软骨层，破骨细胞谱系细胞在分化的不同阶段直接与软骨细胞接触。C. 成熟的破骨细胞进入软骨下骨和上覆软骨并与软骨层中的软骨细胞相互作用。D. 由破骨细胞介导的软骨下骨破坏将剪切力转移至软骨层，并因此导致软骨细胞代谢异常；反过来，骨细胞和成骨细胞感知受损软骨层的过载并发送促破骨细胞信号，导致软骨下骨重塑加速

从骨吸收和骨形成的角度来说，KOA 晚期骨形成增加，但骨吸收并没有随之增加，从而导致了过多的骨形成。

就其机制而言，由于 KOA 进展到晚期，关节软骨出现进行性破坏，机械应力发生改变，软骨下骨的微损伤部位通常存在过度激活的骨重塑。机械应力的改变触发成骨细胞代谢失调，其特征是 IL-6、PGE_2、MMP-3/9/13、RANKL（NF-κB 配体的受体激活剂）及护骨素（OPG）的表达增加。骨细胞通过激活 Wnt 信号通路来调节成骨细胞钙化，通过增加 Wnt 蛋白的生产和减少硬骨素（SOST）的分泌来应对增加的机械负荷。此外，有研究证实，来自骨细胞的 $TGF-\beta_1$ 在 KOA 晚期可以通过激活软骨下松质骨成骨细胞的 Smad2/3 来增强其活性，促进骨合成代

谢，从而导致 KOA 晚期骨硬化的形成。另外，成骨细胞或破骨细胞与 H 型内皮细胞之间的相互作用促进了软骨下血管的生成，同时加剧了软骨下骨的重塑（图 1-14）。

（三）软骨下骨骨髓水肿样变

骨髓水肿样病变（BMEL）与膝骨关节炎患者的疼痛相关性紧密，在进展性膝骨关节炎患者中经常通过磁共振成像被发现。BMEL 的具体发病机制尚不清晰。但目前认为，软骨损伤、对侵入的滑液中所含的软骨破裂产物的炎症反应、微损伤导致的相关生物力学改变，都有助于 BMEL 的形成。BMEL 通常存在于软骨下骨硬化区，伴随着软骨下骨骨体积增多及骨小梁厚度增加。

BMEL 参与 KOA 的整个发生发展过程，被认为是其恶化的一个重要危险因素。局灶性软骨病变优先发生于 BMEL 附近，软骨退化程度也与 BMEL 信号强度成正比。BMEL 还与软骨下骨囊性变（SBC）有着密切关系，SBC 可能发生在 BMEL 原有的区域。

（四）软骨下骨囊性变

软骨下骨的空洞性病变通常被称为"软骨下骨囊性变"，常见于 KOA 患者。目前已有的证据表明，SBC 患者的疾病严重程度和疼痛程度更高，关节置换的风险也更高（图 1-15A 和 B）。软骨下骨囊性变被发现已 70 余年，但具体机制仍不明确，关于膝骨关节炎中 SBC 起源主要有两个假说。滑液侵入学说认为，滑液侵入软骨下骨并导致 SBC 的形成，原因是骨 - 软骨连接的破裂。骨挫伤学说认为，SBC 起源于软骨下骨的坏死性病变，这些坏死性病变是由异常的机械应力和随后出现的微损伤、水肿和局灶性骨吸收引起的。

SBC 由纤维结缔组织组成，最初可能含有液体，但在后期骨化。SBC 在 MRI 上表现为清晰的液体信号区，对应于放射学图像上清晰的带有硬化边缘的透明区域。SBC 也被证明与高度骨钙化和骨转换有关。在膝骨关节炎的 SBC 周围可检测到破骨细胞性骨吸收、激活的成骨细胞和新骨形成（图 1-15C 和 D）。

综上所述，KOA 的软骨下骨质重塑是双相的。早期 KOA 中，骨组织体积和钙化度均正常，为了适应负荷骨质重塑增强，软骨下骨板变薄。而随着疾病的发展，骨质重塑减少，但骨吸收和骨形成失衡，骨形成净增加，加之成骨细胞对钙化的调节可能受到损害，从而导致软骨下骨体积增大但钙化度降低。这是进行性 KOA 发生发展所必然经历的两个阶段。软骨下骨骨髓水肿样变与软骨下骨囊性变也在 KOA 的发展过程中发挥着重要作用。

五、半月板损伤

半月板是膝关节中的重要组成部

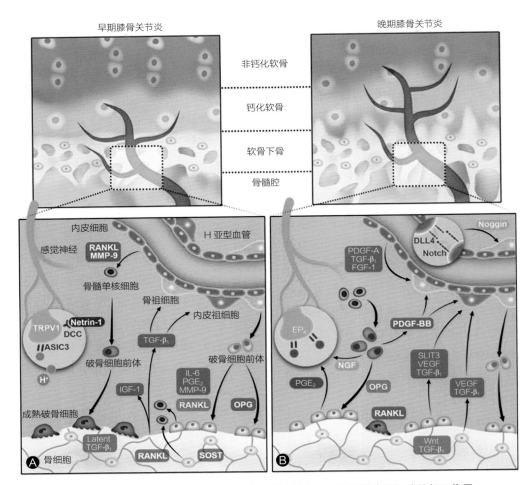

▲ 图 1-14　膝骨关节炎（KOA）软骨下微环境中不同时期时病理细胞的相互作用

A. 在早期 KOA 中，成骨细胞上调 RANKL 与 OPG 的表达比例以增强破骨细胞的分化。根据 PGE$_2$、IL-6 和 OPG 与 RANKL 的相对产量，成骨细胞被分成两个亚组，即"低合成细胞"和"高合成细胞"。来自这两个亚群的 PGE$_2$、IL-6、MMP-9 和 VEGF 介导了促骨化作用，而前者通过高水平的 RANKL 作为软骨下骨质流失的主要作用者。同时，破骨细胞的骨吸收主要由释放的 TGF-β$_1$ 负责血管生成和成骨。此外，感觉神经是由成熟破骨细胞分泌的 H$^+$ 和 Netrin-1 调控的。H 型 EC 产生的 RANKL 和 MMP-9 可能促进破骨细胞的趋化和形成。B. 在 KOA 晚期，成骨细胞通过增加 Wnt 蛋白和 TGF-β$_1$ 来调节成骨细胞的矿化，以应对增加的机械负荷。多种细胞产生支持 H 型血管形成的因子，包括来自前骨细胞的 PDGF-BB，以及来自成骨细胞的 VEGF、TGF-β$_1$ 和 SLIT3。来自前骨细胞的 NGF 和来自成骨细胞的 PGE$_2$ 持续刺激感觉神经。高合成细胞亚群促进软骨下骨质硬化，主要由血管内分泌因子（PDGF-A、TGF-β$_1$ 和 FGF-1）调节。ASIC. 酸感应离子通道；DCC. 结肠癌中删除的；DLL4. δ 样蛋白 4；IL-6. 白细胞介素 -6；MMP-9. 基质金属蛋白酶 -9；PDGF. 血小板衍生生长因子；PG. 前列腺素；RANKL.NF-κB 配体的受体激活剂；SLIT3. 狭缝引导配体 3；SOST. 硬骨素；TGF-β$_1$. 转化生长因子 -β$_1$；TRPV1. 瞬时受体电位香草素 1；VEGF. 血管内皮生长因子；OPG. 护骨素；IGF-1. 胰岛素生长因子 -1；NGF. 神经生长因子

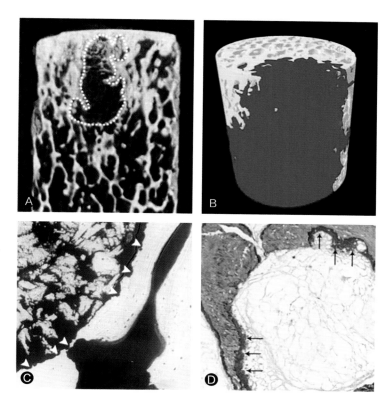

◀ 图 1-15　膝骨关节炎关节软骨下骨囊性变（SBC）的放射学和组织学特征
A. 骨柱状软骨下骨囊性变（虚线）的二维图像，取自膝骨关节炎股骨头的主要受压区，来自微型计算机断层扫描；B. SBC 的三维重建（蓝色），来自微型计算机断层扫描；C. 背散射扫描电子显微镜下见骨小梁周围的破骨细胞性骨吸收（箭头）；D. 小梁周围小梁表面新骨形成的组织学特征（箭）

分，对膝关节维持稳定结构和发挥正常生理功能起到了至关重要的作用（图 1-16）。半月板损伤是发生 KOA 的危险因素之一，长期随访调查研究证实，单纯半月板损伤导致 KOA 发生的风险提高 5 倍。

半月板是膝关节内两个新月形的纤维盘，位于关节内侧和外侧的胫骨平台上。在横断面上，正常半月板呈楔形，平面朝向胫骨，凹面朝向股骨。半月板的基质以 I 型胶原为主，其含量约占 98%，紧密编织的胶原纤维主要呈环状排列，而蛋白聚糖在其中的含量通常小于 1%。健康的半月板主

要以压缩的方式应对机械负荷，切除全部或部分半月板会导致静态负荷下局部关节软骨承受应力增加，并导致膝关节区域软骨的动态变形程序增加。因此，半月板有助于维持关节稳定和关节润滑，并产生本体感觉。

半月板上的血管在出生时已经完全形成，但在成熟过程中其中的血管会逐渐萎缩。根据细胞成分和功能，半月板可分为三个区域，即红区、白区和红白区（图 1-17）。最外围为红区，含有丰富的血管，细胞呈椭圆形、梭形或纺锤形，在外观和表型上与成纤维细胞相似，这些细胞周围的基质主

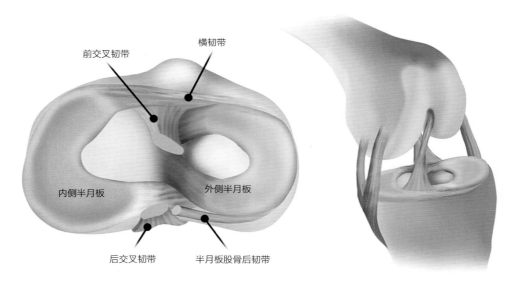

▲ 图 1-16 正常的膝关节半月板解剖结构

外侧半月板呈 C 形，从前部到后部的宽度相对均匀。内侧半月板呈 O 形，长 40～45mm，宽 27mm，前后直径约 35mm，后部区域明显比前部区域宽

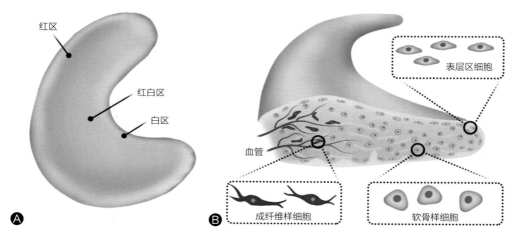

▲ 图 1-17 半月板的血管化和细胞群的区域变化

A. 虽然出生时血管充分，但半月板的血管在成熟期退缩。在成年后，红区包含绝大多数的血管。B. 半月板外侧的血管部分（红区）的细胞呈纺锤形，外观上更像成纤维细胞，而中间部分（红白区）和内侧部分（白区）的细胞更像软骨细胞，尽管它们的表型与软骨细胞不同。半月板表层的细胞形态小而扁圆

要由 I 型胶原组成，并含有少量的糖蛋白和Ⅲ型、V 型胶原；最内侧为白区，几乎无血管，细胞形态更圆，细胞周围基质主要为Ⅱ型胶原；在红区和白区的中间交界部位为红白区，细胞形态介于两者之间，细胞外基质主要由Ⅱ

型胶原组成，其中混杂着少量的 I 型胶原和比红区更多的蛋白聚糖。

（一）半月板损伤对 KOA 病程的促进作用

半月板的主要功能是在膝关节运动和负荷过程中起减震和传递负荷的作用。但在 KOA 患者的膝关节中很少见到健康的半月板（图 1-18），一般多为损伤、积液浸泡、甚至完全破坏的半月板，说明半月板损伤与 KOA 之间具有紧密的相关性。另外，半月板损伤即使通过手术治疗仍会增高患 KOA 的风险。

成人 KOA 中常见的半月板病变包括以下三种，即创伤性半月板损伤、退行性半月板损伤和半月板挤压及形态异常。相关病例研究表明，退行性半月板损伤可能与早期 KOA 有关（图 1-19）。健康膝关节的半月板损伤可以导致 KOA 的发生，而 KOA 也可能导致半月板损伤，进而加速疾病进程。KOA 通常是易感个体生物力学负荷增加的结果和关节组织对这种异常生物

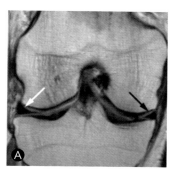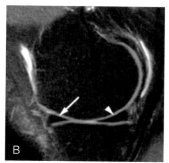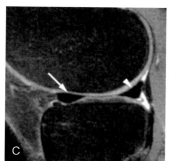

▲ 图 1-18　正常半月板的 MRI 表现

A. 冠状加权图像显示内侧半月板（黑箭）和外侧半月板（白箭）部位呈均匀的低信号三角形结构。B 和 C. 矢状位加权脂肪抑制像显示内侧半月板和外侧半月板的前角（箭头）和后角（箭）低信号

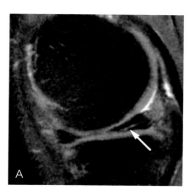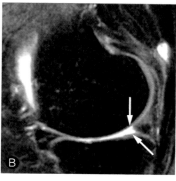

◀ 图 1-19　退行性半月板损伤的矢状位脂肪抑制的中等加权图像

A. 内侧半月板后角典型的退行性水平撕裂，从下表面可见一条高信号线（箭）；B. 半月板部分破坏，后角游离缘可见物质丢失（箭），继而半月板三角畸形

力学应激的病理反应。半月板损伤后，关节软骨上增加的负荷可能导致软骨丢失，进而引起骨质重塑、软骨下骨硬化等一系列病理变化。

（二）半月板损伤与 KOA 临床症状的非对应性

半月板损伤和 KOA 症状之间的联系较为复杂。部分半月板损伤会造成极大的不适与疼痛，甚至膝关节交锁。但 KOA 患者的膝关节疼痛可能并不是由半月板损伤直接导致的，疼痛可能源于半月板功能受损导致的关节软骨和软骨下骨的应力增加，以及进一步引起的骨髓水肿。KOA 患者的膝关节 MRI 或关节镜检查中可见损伤的半月板，然而这并不意味着手术切除损伤的半月板组织能有效缓解疼痛。故鉴别患者的临床症状是否来源于半月板损伤是临床治疗过程中的一个难点。

（三）半月板损伤后的处理与 KOA 之间的关系

半月板对膝关节的正常生理结构与功能至关重要，故半月板损伤后的处理与 KOA 的发生发展密切相关。半月板损伤后常见的处理方式有三种，即半月板部分切除术、半月板全部切除术、半月板修复和更换。

1. 半月板部分切除术

手术治疗退行性半月板损伤在治疗中老年膝关节疼痛中有一定疗效。但在 KOA 中，灌洗、清创和半月板切除治疗并没有表现出对症状和关节功能的明显改善作用。据相关文献报道，接受半月板部分切除术的患者在术后逐渐发展为 KOA，可能因为，手术切除全部或部分半月板可导致关节软骨接触应力增加，导致负荷传递改变、减震降低和关节稳定性下降，故半月板切除术对早期 KOA 患者没有显著的益处。

2. 半月板全部切除术

半月板全部切除术与半月板部分切除术相比，发生 KOA 改变的风险更高，这是由于膝关节完全失去了半月板的保护功能，导致关节稳定性丢失、软骨磨损增加，从而发生关节重塑。据报道，半月板全切术 40 年后 KOA 发生的风险增加了 4 倍，并且所有患者均有膝关节损伤与骨关节炎评分所定义的症状。

3. 半月板修复和更换

由于半月板功能的部分或全部丧失都会增加关节软骨的生物力学负荷，进一步加速 KOA 的发生发展，因此在手术中尽可能地保留功能性半月板组织能够有效降低 KOA 的发生风险。对于半月板创伤性损伤的年轻人来说，目前提倡当病变部位位于血管化区域附近（具有愈合潜力）时进行半月板修复手术。

六、交叉韧带功能改变

膝关节可以看作是一个独立的器

官，其附属组织如关节软骨、滑膜、半月板、关节内韧带等都参与 KOA 的病理进程，其中交叉韧带变性被认为是早期 KOA 的重要促进因素之一。交叉韧带退行性变与膝关节内侧间隙软骨退行性变显著相关，尤其在近年来领域内学者对早期 KOA 提出了以韧带为中心的疾病概念之后，韧带粘连、松弛、断裂或本体感觉缺陷等引起的关节不稳定均是诱发 KOA 发生发展的重要原因。

从组织学角度，KOA 是一种年龄相关性疾病，交叉韧带也表现出明显的年龄相关的退行性改变，例如胶原纤维紊乱、细胞数量减少、肌成纤维细胞标志物 α- 平滑肌肌动蛋白表达受损。从宏观上看，随着年龄的增加，前交叉韧带变薄，胶原纤维解体是韧带老化早期最明显的改变。此外，交叉韧带退变和韧带鞘炎症的组织病理学评分也随年龄增加而增加。从症状上看，KOA 的核心症状是疼痛，关节软骨没有神经，而韧带包含的疼痛感受器等游离神经末梢可能参与构成 KOA 的痛感。

值得一提的是，交叉韧带还具有重要的本体感觉功能，其内包含多种机械感受器，并且随着年龄的增长，交叉韧带中机械感受器的数量随之减少，因此也有学者认为前交叉韧带感觉缺失可能是导致关节功能障碍和随后 KOA 特征性改变的原因之一。另外，

血管长入也是导致 KOA 患者关节内韧带退变的重要原因，然而具体的致病机制还有待进一步研究。

交叉韧带退变促进早期 KOA 发生与发展，KOA 也会反过来加重韧带变性，两者的变性往往并行发生且相互影响。在 KOA 患者中可以观察到交叉韧带变性的典型组织病理学特征，包括韧带细胞软骨样和黏液样化生、钙化、囊肿形成、细胞含量与表型改变、肌成纤维细胞发生。研究显示，此类变性与软骨形成转录因子 SOX9 的表达增加和韧带标志物组织硬化蛋白（SCX）的表达受损有关，提示交叉韧带内异常的软骨化过程增强。

异常的干细胞分化可能是韧带变性的一个原因，成熟的韧带主要包含的细胞类型为分化的韧带细胞。然而，在韧带中可以检测到一些分化较低但合成能力较活跃的成韧带细胞，特别是在韧带的成熟和重塑过程中，这些细胞的表型更加典型。

研究表明，在韧带中存在多种细胞，除了韧带细胞、成韧带细胞和少量其他类型的细胞，还包括内皮细胞、成纤维细胞、脂肪细胞、免疫细胞和纤维软骨细胞，这些细胞类型可能直接参与 KOA 患者膝关节内韧带组织的病理改变。鉴于韧带细胞与肌腱细胞的相似性有学者认为，纤维血管瘢痕、脂肪组织沉积或异位骨化等肌腱退变的病理特征是肌腱干细胞在肌腱愈合

中分化错误的结果。

此外，影像学显示，早期 KOA 骨水肿和侵蚀的部位受肌腱骨附着部位（即腱骨愈合部位）的影响，这种部位甚至可能在 KOA 的骨质改变中起着中心作用。腱骨连接处在骨和韧带（致密结缔组织）两种组织之间具有重要的生物力学连接功能，但其生物力学性能又与骨和韧带不同，它们代表一个渐变的带状结构，在骨端钙化和韧带非钙化的纤维软骨区（如关节软骨）之间 I 型胶原逐渐减少，骨骼矿化区域增多。在 KOA 病理过程中，腱骨连接处也发生一定的病理变化，例如腱骨连接过渡区域完整性丧失、矿化区增大但骨密度减少、骨赘形成、韧带区微裂缝和钙沉积等。虽然目前领域内普遍认为韧带和结缔组织复合物的

病变在 KOA 的病理机制中起到一定的促进作用，然而，由于技术上的挑战和迄今为止有效评分系统的缺乏，临床上很难以准确的标准来评估韧带和结缔组织复合物在 KOA 中的作用和影响。

前交叉韧带损伤是一种非常常见的运动系统损伤，往往会造成继发性的创伤性 KOA（图 1-20）。由于前交叉韧带重建术尚不能完全恢复前交叉韧带的完整性和原有功能，且术后常会出现并发症，例如持续性关节功能障碍、二次交叉韧带损伤和创伤后 KOA。故前交叉韧带一旦受到损伤，无论其属于何种类型、在哪种时机干预，目前的治疗都不能完全恢复前交叉韧带的感觉与功能，甚至在前交叉韧带损伤和重建术后的几个月到几年

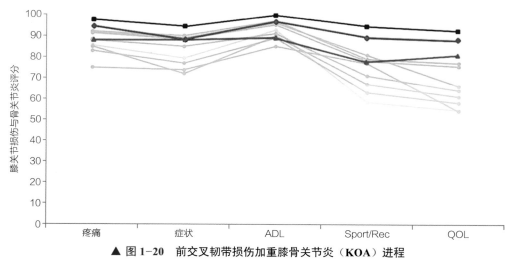

▲ 图 1-20　前交叉韧带损伤加重膝骨关节炎（KOA）进程

膝关节损伤与骨关节炎评分值在前交叉韧带缺损队列个体研究中的应用。前交叉韧带缺损队列的膝关节损伤与骨值（灰色线）与人群标准进行比较（彩色线）。所有的子量表分数代表平均值；得分越低，表明所有分量表的结果越差。ADL. 日常生活活动；Sport/Rec. 在体育及娱乐活动的作用；QOL. 生活质量

里，都可能会持续存在本体感觉缺失、神经肌肉控制不佳和肌肉力量的特征性缺陷。研究显示，50%～90% 的接受前交叉韧带重建术的患者出现早发性 KOA，在 5 年后就会出现 KOA 相关的影像学变化。另外，磁共振成像研究报道，前交叉韧带损伤后 1 年内关节软骨就会出现 KOA 相关的改变。目前，前交叉韧带损伤继发 KOA 的主要发展机制包括：损伤后胫股关节生物力学改变、初始损伤导致软骨细胞死亡和神经肌肉感觉信息的缺失等。

目前大多数交叉韧带退变的研究都是基于组织学结果，组织学结果显示大部分 KOA 患者组出现显著的韧带退变，而非 KOA 组绝大部分的交叉韧带是相对正常的。即使已经明确交叉韧带变性与 KOA 相关，但是，前交叉韧带的退变很难在体内通过磁共振成像等非侵入性手段检测明确，这就需要进一步的技术优化和分级分期标准来详尽地描述前交叉韧带退变和 KOA 之间的关系。

七、软组织张力变化

膝关节中与软组织张力相关的结构主要是关节周围的肌肉和韧带，它们共同维持与软组织相关的膝关节稳定性。近些年来，软组织张力在 KOA 发生发展过程中的作用逐渐受到关注。

软组织张力改变会造成软组织松弛，可引起胫骨相对于股骨在内翻或者外翻方向的位移或旋转。膝关节内翻 / 外翻加剧是 KOA 的重要特征，而该特征主要是由 KOA 相关的病理和生物力学改变所引起的，其与关节间隙狭窄、骨赘形成、内翻排列不当、膝关节内收时间、半月板损伤和软骨下骨缺损相关。此外，软组织张力的变化也与性别具有一定的相关性。更严重的软组织松弛可能是由膝关节对位不当和步态改变引起的关节周围外侧软组织的慢性拉伸导致的。值得注意的是，软组织张力下降也可能是软骨丢失或骨质侵蚀的重要原因之一。

KOA 发生过程中形成的骨赘可能给患者的运动造成一定的障碍。此外，KOA 患者膝关节周围的软组织张力也可能会因此升高。更重要的是，随着 KOA 患者膝关节内侧间室病变严重程度的增加，内翻加重、膝关节内收力矩和软骨下骨破坏也相应增加，膝关节生物力学会进一步改变，并且导致软骨厚度减少，从而加重 KOA 的发生发展。

软组织松弛会影响关节的机械环境。由于松弛的关节软组织无法充分响应突然发生的膝关节外力变化，过快和过大的张力变化都可能进一步影响膝关节的解剖学结构，使软骨更容易发生磨损和退变。有文献表明，软组织松弛导致的内翻与外翻畸形与 KOA 的进展相关，因关节不稳而导致的膝关节间隙减小，使软骨体积的损失明显增多，因此其病情加重的风险是无关节畸形的 KOA 患者的 4～5 倍。

另外，关节软骨的丧失减少了胫骨和股骨表面之间的距离，降低了关节囊和韧带的稳定性导致关节周围软组织的进一步松弛。这表明膝关节软组织的病理性松弛不仅受 KOA 存在的影响，还受 KOA 严重程度的影响，两者相互作用，以此形成恶性循环。

肌肉骨骼组织中与年龄相关的变化，例如肌肉无力和韧带松弛，并不直接导致 KOA，但可促进 KOA 的发展（图 1-21）。除膝关节内翻 / 外翻之外，由软组织松弛导致的 KOA 患者的特征还有关节周围肌肉无力，其中，肌肉减少症导致的股四头肌肌无力与 KOA 的进展密切相关，在中年人群中存在 KOA 发病率与股四头肌肌力下降的相关性，而在老年 KOA 人群中肌肉无力症则更为常见。膝关节周围肌肉的收缩通常是有选择的发生，并具有精确的时间先后顺序，从而能在一定程度上允许膝关节正常运动。但是，肌肉的激活会因病理因素的存在而更广泛地发生，形成肌肉共收缩，从而限制了关节的运动。如果 KOA 患者的股四头肌较弱，可能需要腘绳肌或腓肠肌来辅助膝关节稳定，以维持正常的生物力学性能。然而，过度的肌肉共收缩会导致关节面承受过度的机械应力，

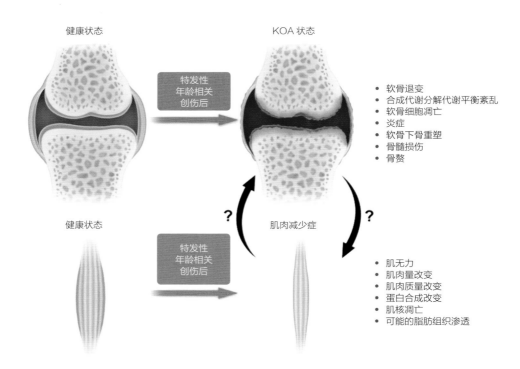

▲ 图 1-21　膝关节周围肌肉萎缩症与膝骨关节炎（KOA）进展的关系
KOA 与肌肉萎缩症相互促进形成恶性循环

加速软骨退变的进程。关节整体松弛度增加也可能导致更高的肌肉共收缩模式，使个体更易患 KOA。除开生物力学，在病理生理学机制的角度，膝关节周围肌肉与膝关节 KOA 的关系同样密切。膝关节周围肌肉的炎症促进膝骨关节炎的肌无力，经典的炎症介质，如单核细胞趋化蛋白 1（MCP-1）、NF-κB 和 JNK-1，在膝骨关节炎患者的肌肉中增加，其与膝关节功能改变相关，表现为步态改变、活动受限。除上述经典炎症通路以外，骨骼肌结构蛋白肌营养不良蛋白和抗萎缩蛋白相关蛋白同时缺失时，会导致软骨中的蛋白多糖丢失，这表明骨骼肌在维持软骨完整性方面发挥着关键作用。而 KOA 反过来会上调肌肉萎缩相关的 E_3 泛素连接酶（atrogin-1），表现出肌肉功能受损，发生抽搐和强直性改变。

除前文所述的交叉韧带外，内外侧副韧带也与膝关节周围软组织张力密切相关。副韧带的生物力学对于维护膝关节应力稳定，优化内外韧带之间的张力平衡，以及避免软组织超载、关节不稳定或僵硬等并发症至关重要。一般认为，副韧带功能改变是膝关节软组织张力改变的直接原因，内侧副韧带紧绷和外侧副韧带松弛的发展与 KOA 畸形的严重程度密切相关。研究显示，副韧带中负责维持软组织张力的弹性纤维密度随 KOA 严重程度的增加而降低，其中外侧副韧带中弹性纤维含量最高，内侧副韧带中弹性纤维含量次之。膝关节韧带的主要结构成分是弹性纤维，而弹性纤维的含量在一定程度上是由遗传因素决定的，如前所述，弹性纤维含量降低可导致韧带松弛，表现为膝关节活动过度，因此，韧带中的弹性纤维系统确实在 KOA 发病机制中发挥重要的作用。从理论上讲，外侧副韧带中弹性纤维浓度的降低会使其比内侧副韧带更松弛，使患者更容易出现膝内翻畸形，最终导致膝关节内侧间室 KOA 的发生与发展。然而，副韧带软组织张力相关的 KOA 特征目前仅有内侧间室组织病理改变的证据。

KOA 发生后膝关节的力学性能改变导致膝关节对位异常，韧带和肌肉共同构成的软组织系统随着膝关节力学性能改变而发生变化，导致软组织系统过度的拉伸与松弛，以及运动过程中膝关节周围肌肉的异常激活，进而破坏膝关节稳定性，使关节软骨和软骨下骨等骨性组织磨损增加，促进 KOA 的进展。虽然近年来有利用 MRI 和超声的方法测量软组织张力，但是临床上还没有统一的标准和策略来评价及维持张力改变导致的术中软组织平衡，因此还需要进一步理解软组织张力对发病机制及治疗 KOA 的重要意义。

八、结论与展望

KOA 是发病率增长最快的慢性退

行性疾病之一。持续进展的 KOA 对患者来说是一种长期且沉重的负担。KOA 的发生发展及其病理生理是一个复杂且综合的过程，了解 KOA 对于确定该疾病公共卫生负担，理解疾病的发生机制至关重要，有助于为全人群的疾病预防提供有效的战略信息。多种自身因素和外界因素能够影响 KOA 的发生率，KOA 的风险因素也体现了多面性，包括自身机体的变化、生活方式及外界不可预测因素等。

虽然软骨的退变和丢失是 KOA 的典型病理特征，但是在关节内其他组织上均能够发生病理变化。关节结构内包含多种组织类型，包括关节软骨、软骨下骨、关节内的附件（半月板、韧带）及包裹关节的关节囊（滑膜），这些组织在负重和关节运动中各自发挥自己的作用以实现膝关节的功能。在受到危险因素影响后，关节内的组织完整性和功能性都会受到不同程度的破坏，并且会随着时间的推移通过细胞或者细胞外基质的退变进一步发展。

如前所述，所有的关节内组织在 KOA 的病理过程中有各自的特点，并且在疾病中各个组织都会受到影响。由于各个组织本身在功能上具有紧密的关联，因此在疾病过程中软骨、滑膜、软骨下骨和半月板等组织间存在相互影响，从而进一步促进疾病发展。因此，膝关节可以看作一个器官，KOA 是一种全关节疾病。

但是，目前 KOA 的发病机制和病理生理尚未完全掌握。不同的危险因素所引发的病理生理过程可能也是不同的。因此，明确 KOA 的危险因素，能够帮助制订有效的预防策略。此外，对 KOA 病理生理不断深入的了解和研究，是制订疾病精准诊断方案和有效治疗策略最重要的基础。

参考文献

[1] Sharma L. Osteoarthritis of the Knee[J]. N Engl J Med, 2021, 384(1): 51-59.
[2] Mahmoudian A, Lohmander LS, Mobasheri A, et al. Early-stage symptomatic osteoarthritis of the knee-time for action[J]. Nat Rev Rheumatol, 2021, 17(10): 621-632.
[3] Niu J, Clancy M, Aliabadi P, et al. Metabolic Syndrome, Its Components, and Knee Osteoarthritis: The Framingham Osteoarthritis Study[J]. Arthritis Rheumatol, 2017, 69(6): 1194-1203.
[4] Abramoff B, Caldera FE. Osteoarthritis: Pathology, Diagnosis, and Treatment Options[J]. Med Clin North Am, 2020, 104(2): 293-311.
[5] Prieto-Alhambra D, Judge A, Javaid MK, et al. Incidence and risk factors for clinically diagnosed knee, hip and hand osteoarthritis: influences of age, gender and osteoarthritis affecting other joints[J]. Ann Rheum Dis, 2014, 73(9): 1659-64.
[6] Xie J, Wang Y, Lu L, et al. Cellular senescence in knee osteoarthritis: molecular mechanisms and therapeutic implications[J]. Ageing Res Rev, 2021, 70: 101413.
[7] Lopez-Otin C, Blasco MA, Partridge L, et al. The hallmarks of aging[J]. Cell, 2013, 153(6): 1194-217.
[8] He S, Sharpless NE. Senescence in Health and Disease[J]. Cell, 2017, 169(6): 1000-1011.
[9] Coryell PR, Diekman BO, Loeser RF. Mechanisms and therapeutic implications of cellular

senescence in osteoarthritis[J]. Nat Rev Rheumatol, 2021, 17(1): 47-57.

[10] Coppe JP, Desprez PY, Krtolica A, et al. The senescence-associated secretory phenotype: the dark side of tumor suppression[J]. Annu Rev Pathol, 2010, 5: 99-118.

[11] Basisty N, Kale A, Jeon OH, et al. A proteomic atlas of senescence-associated secretomes for aging biomarker development[J]. PLoS Biol, 2020, 18(1): e3000599.

[12] Loeser RF, Goldring SR, Scanzello CR, et al. Osteoarthritis: a disease of the joint as an organ[J]. Arthritis Rheum, 2012, 64(6): 1697-707.

[13] Zhang H, Shao Y, Yao Z, et al. Mechanical overloading promotes chondrocyte senescence and osteoarthritis development through downregulating FBXW7[J]. Ann Rheum Dis, 2022, 81(5): 676-686.

[14] Mcculloch K, Litherland GJ, Rai TS. Cellular senescence in osteoarthritis pathology[J]. Aging Cell, 2017, 16(2): 210-218.

[15] Boyan BD, Tosi L, Coutts R, et al. Sex differences in osteoarthritis of the knee[J]. J Am Acad Orthop Surg, 2012, 20(10): 668-9.

[16] Liu B, Balkwill A, Cooper C, et al. Reproductive history, hormonal factors and the incidence of hip and knee replacement for osteoarthritis in middle-aged women[J]. Ann Rheum Dis, 2009, 68(7): 1165-70.

[17] Hussain SM, Wang Y, Giles GG, et al. Female Reproductive and Hormonal Factors and Incidence of Primary Total Knee Arthroplasty Due to Osteoarthritis[J]. Arthritis Rheumatol, 2018, 70(7): 1022-1029.

[18] Liu YP, Li J, Xin SB, et al. Study the relevance between inflammatory factors and estradiol and their association with knee osteoarthritis in postmenopausal women[J]. Eur Rev Med Pharmacol Sci, 2018, 22(2): 472-478.

[19] Pasagian-Macaulay A, Meilahn EN, Bradlow HL, et al. Urinary markers of estrogen metabolism 2- and 16 alpha-hydroxylation in premenopausal women[J]. Steroids, 1996, 61(8): 461-7.

[20] Sowers MR, Mcconnell D, Jannausch M, et al. Estradiol and its metabolites and their association with knee osteoarthritis[J]. Arthritis Rheum, 2006, 54(8): 2481-7.

[21] Jin X, Wang BH, Wang X, et al. Associations between endogenous sex hormones and MRI structural changes in patients with symptomatic knee osteoarthritis[J]. Osteoarthritis Cartilage, 2017, 25(7): 1100-1106.

[22] Tsai CL, Liu TK. Osteoarthritis in women: its relationship to estrogen and current trends[J]. Life Sci, 1992, 50(23): 1737-44.

[23] Sowers MF, Hochberg M, Crabbe JP, et al. Association of bone mineral density and sex hormone levels with osteoarthritis of the hand and knee in premenopausal women[J]. Am J Epidemiol, 1996, 143(1): 38-47.

[24] Claassen H, Steffen R, Hassenpflug J, et al. 17beta-estradiol reduces expression of MMP-1, -3, and -13 in human primary articular chondrocytes from female patients cultured in a three dimensional alginate system[J]. Cell Tissue Res, 2010, 342(2): 283-93.

[25] Jiang L, Xie X, Wang Y, et al. Body mass index and hand osteoarthritis susceptibility: an updated meta-analysis[J]. Int J Rheum Dis, 2016, 19(12): 1244-1254.

[26] Felson DT, Goggins J, Niu J, et al. The effect of body weight on progression of knee osteoarthritis is dependent on alignment[J]. Arthritis Rheum, 2004, 50(12): 3904-9.

[27] Lv Z, Yang YX, Li J, et al. Molecular Classification of Knee Osteoarthritis[J]. Front Cell Dev Biol, 2021, 9: 725568.

[28] Wang T, He C. Pro-inflammatory cytokines: The link between obesity and osteoarthritis[J]. Cytokine Growth Factor Rev, 2018, 44: 38-50.

[29] Abella V, Scotece M, Conde J, et al. Leptin in the interplay of inflammation, metabolism and immune system disorders[J]. Nat Rev Rheumatol, 2017, 13(2): 100-109.

[30] Conde J, Scotece M, Gomez R, et al. Adipokines and osteoarthritis: novel molecules involved in the pathogenesis and progression of disease[J]. Arthritis, 2011, 2011: 203901.

[31] Ait Eldjoudi D, Cordero Barreal A, Gonzalez-Rodriguez M, et al. Leptin in Osteoarthritis and Rheumatoid Arthritis: Player or Bystander?[J]. Int J Mol Sci, 2022, 23(5): 2859.

[32] Toussirot E, Streit G, Wendling D. The contribution of adipose tissue and adipokines to inflammation in joint diseases[J]. Curr Med Chem, 2007, 14(10): 1095-100.

[33] Bao JP, Chen WP, Feng J, et al. Leptin plays a catabolic role on articular cartilage[J]. Mol Biol Rep, 2010, 37(7): 3265-72.

[34] Mutabaruka MS, Aoulad Aissa M, Delalandre A, et al. Local leptin production in osteoarthritis subchondral osteoblasts may be responsible for their abnormal phenotypic expression[J]. Arthritis Res Ther, 2010, 12(1): R20.

[35] Andriacchi TP. Dynamics of knee malalignment[J]. Orthop Clin North Am, 1994, 25(3): 395-403.

[36] Sharma L, Song J, Dunlop D, et al. Varus and valgus alignment and incident and progressive knee osteoarthritis[J]. Ann Rheum Dis, 2010, 69(11): 1940-5.

[37] Felson DT, Niu J, Gross KD, et al. Valgus

malalignment is a risk factor for lateral knee osteoarthritis incidence and progression: findings from the Multicenter Osteoarthritis Study and the Osteoarthritis Initiative[J]. Arthritis Rheum, 2013, 65(2): 355-62.

[38] O'neill TW, Mccabe PS, Mcbeth J. Update on the epidemiology, risk factors and disease outcomes of osteoarthritis[J]. Best Pract Res Clin Rheumatol, 2018, 32(2): 312-326.

[39] Oiestad BE, Holm I, Gunderson R, et al. Quadriceps muscle weakness after anterior cruciate ligament reconstruction: a risk factor for knee osteoarthritis?[J]. Arthritis Care Res (Hoboken), 2010, 62(12): 1706-14.

[40] Slemenda C, Brandt KD, Heilman DK, et al. Quadriceps weakness and osteoarthritis of the knee[J]. Ann Intern Med, 1997, 127(2): 97-104.

[41] Van Baar ME, Dekker J, Lemmens JA, et al. Pain and disability in patients with osteoarthritis of hip or knee: the relationship with articular, kinesiological, and psychological characteristics[J]. J Rheumatol, 1998, 25(1): 125-33.

[42] Wang Y, Wluka AE, Berry PA, et al. Increase in vastus medialis cross-sectional area is associated with reduced pain, cartilage loss, and joint replacement risk in knee osteoarthritis[J]. Arthritis Rheum, 2012, 64(12): 3917-25.

[43] Segal NA, Torner JC, Felson D, et al. Effect of thigh strength on incident radiographic and symptomatic knee osteoarthritis in a longitudinal cohort[J]. Arthritis Rheum, 2009, 61(9): 1210-7.

[44] Brandt KD, Heilman DK, Slemenda C, et al. Quadriceps strength in women with radiographically progressive osteoarthritis of the knee and those with stable radiographic changes[J]. J Rheumatol, 1999, 26(11): 2431-7.

[45] Valdes AM, Spector TD. Genetic epidemiology of hip and knee osteoarthritis[J]. Nat Rev Rheumatol, 2011, 7(1): 23-32.

[46] Martel-Pelletier J, Barr AJ, Cicuttini FM, et al. Osteoarthritis[J]. Nat Rev Dis Primers, 2016, 2: 16072.

[47] Felson DT, Niu J, Clancy M, et al. Effect of recreational physical activities on the development of knee osteoarthritis in older adults of different weights: the Framingham Study[J]. Arthritis Rheum, 2007, 57(1): 6-12.

[48] Mcalindon TE, Wilson PW, Aliabadi P, et al. Level of physical activity and the risk of radiographic and symptomatic knee osteoarthritis in the elderly: the Framingham study[J]. Am J Med, 1999, 106(2): 151-7.

[49] Drawer S, Fuller CW. Propensity for osteoarthritis and lower limb joint pain in retired professional soccer players[J]. Br J Sports Med, 2001, 35(6): 402-8.

[50] Arliani GG, Astur DC, Yamada RK, et al. Early osteoarthritis and reduced quality of life after retirement in former professional soccer players[J]. Clinics (Sao Paulo), 2014, 69(9): 589-94.

[51] Chakravarty EF, Hubert HB, Lingala VB, et al. Long distance running and knee osteoarthritis. A prospective study[J]. Am J Prev Med, 2008, 35(2): 133-8.

[52] Beckwee D, Vaes P, Shahabpour M, et al. The Influence of Joint Loading on Bone Marrow Lesions in the Knee: A Systematic Review With Meta-analysis[J]. Am J Sports Med, 2015, 43(12): 3093-107.

[53] Buckwalter JA, Lane NE. Athletics and osteoarthritis[J]. Am J Sports Med, 1997, 25(6): 873-81.

[54] Little CB, Hunter DJ. Post-traumatic osteoarthritis: from mouse models to clinical trials[J]. Nat Rev Rheumatol, 2013, 9(8): 485-97.

[55] Riordan EA, Little C, Hunter D. Pathogenesis of post-traumatic OA with a view to intervention[J]. Best Pract Res Clin Rheumatol, 2014, 28(1): 17-30.

[56] Tandogan RN, Taser O, Kayaalp A, et al. Analysis of meniscal and chondral lesions accompanying anterior cruciate ligament tears: relationship with age, time from injury, and level of sport[J]. Knee Surg Sports Traumatol Arthrosc, 2004, 12(4): 262-70.

[57] Milentijevic D, Rubel IF, Liew AS, et al. An in vivo rabbit model for cartilage trauma: a preliminary study of the influence of impact stress magnitude on chondrocyte death and matrix damage[J]. J Orthop Trauma, 2005, 19(7): 466-73.

[58] Lee JH, Fitzgerald JB, Dimicco MA, et al. Mechanical injury of cartilage explants causes specific time-dependent changes in chondrocyte gene expression[J]. Arthritis Rheum, 2005, 52(8): 2386-95.

[59] Fuller ES, Smith MM, Little CB, et al. Zonal differences in meniscus matrix turnover and cytokine response[J]. Osteoarthritis Cartilage, 2012, 20(1): 49-59.

[60] Fang T, Zhou X, Jin M, et al. Molecular mechanisms of mechanical load-induced osteoarthritis[J]. Int Orthop, 2021, 45(5): 1125-1136.

[61] Kujala UM, Kettunen J, Paananen H, et al. Knee osteoarthritis in former runners, soccer players, weight lifters, and shooters[J]. Arthritis Rheum, 1995, 38(4): 539-46.

[62] Sandmark H, Hogstedt C, Vingard E. Primary osteoarthrosis of the knee in men and women as a result of lifelong physical load from work[J]. Scand J Work Environ Health, 2000, 26(1): 20-5.

[63] Poole AR, Kojima T, Yasuda T, et al. Composition and structure of articular cartilage: a tem-

plate for tissue repair[J]. Clinical Orthopaedics and Related Research®, 2001, 391: S26-S33.

［64］ Sophia Fox AJ, Bedi A, Rodeo SA. The basic science of articular cartilage: structure, composition, and function[J]. Sports health, 2009, 1(6): 461-468.

［65］ Clark JM. The organisation of collagen fibrils in the superficial zones of articular cartilage[J]. Journal of anatomy, 1990, 171: 117.

［66］ Bevill S, Thambyah A, Broom N. New insights into the role of the superficial tangential zone in influencing the microstructural response of articular cartilage to compression[J]. Osteoarthritis and Cartilage, 2010, 18(10): 1310-1318.

［67］ Grogan SP, Duffy SF, Pauli C, et al. Zone-specific gene expression patterns in articular cartilage[J]. Arthritis & Rheumatism, 2013, 65(2): 418-428.

［68］ Eschweiler J, Horn N, Rath B, et al. The Biomechanics of Cartilage—An Overview[J]. Life, 2021, 11(4): 302.

［69］ Bloebaum RD, Wilson AS, Martin WN. A review of the collagen orientation in the articular cartilage[J]. Cartilage, 2021, 13(2_suppl): 367S-374S.

［70］ Hoemann CD, Lafantaisie-Favreau C-H, Lascau-Coman V, et al. The cartilage-bone interface[J]. The journal of knee surgery, 2012, 25(02): 085-098.

［71］ Sokoloff L. Microcracks in the calcified layer of articular cartilage[J]. Archives of pathology & laboratory medicine, 1993, 117(2): 191-195.

［72］ Kvist AJ, Nyström A, Hultenby K, et al. The major basement membrane components localize to the chondrocyte pericellular matrix—a cartilage basement membrane equivalent?[J]. Matrix Biology, 2008, 27(1): 22-33.

［73］ Huber M, Trattnig S, Lintner F. Anatomy, biochemistry, and physiology of articular cartilage[J]. Investigative radiology, 2000, 35(10): 573-580.

［74］ Eggli PS, Herrmann W, Hunziker EB, et al. Matrix compartments in the growth plate of the proximal tibia of rats[J]. The Anatomical Record, 1985, 211(3): 246-257.

［75］ Guilak F, Mow VC. The mechanical environment of the chondrocyte: a biphasic finite element model of cell–matrix interactions in articular cartilage[J]. Journal of biomechanics, 2000, 33(12): 1663-1673.

［76］ Poole CA. Articular cartilage chondrons: form, function and failure[J]. The Journal of Anatomy, 1997, 191(1): 1-13.

［77］ Mow VC, Guo XE. Mechano-electrochemical properties of articular cartilage: their inhomogeneities and anisotropies[J]. Annual review of biomedical engineering, 2002, 4(1): 175-209.

［78］ Eyre DR, Weis MA, Wu JJ. Articular cartilage collagen: an irreplaceable framework[J]. Eur Cell Mater, 2006, 12(1): 57-63.

［79］ Thorp H, Kim K, Kondo M, et al. Trends in Articular Cartilage Tissue Engineering: 3D Mesenchymal Stem Cell Sheets as Candidates for Engineered Hyaline-Like Cartilage[J]. Cells, 2021, 10(3): 643.

［80］ Messina OD, Wilman MV, Neira LFV. Nutrition, osteoarthritis and cartilage metabolism[J]. Aging clinical and experimental research, 2019, 31(6): 807-813.

［81］ Lories RJ, Luyten FP. The bone-cartilage unit in osteoarthritis[J]. Nature Reviews Rheumatology, 2011, 7(1): 43-49.

［82］ Pitsillides AA, Beier F. Cartilage biology in osteoarthritis—lessons from developmental biology[J]. Nature Reviews Rheumatology, 2011, 7(11): 654-663.

［83］ Ramasamy TS, Yee YM, Khan IM. Chondrocyte aging: the molecular determinants and therapeutic opportunities[J]. Frontiers in cell and developmental biology, 2021, 9: 625497.

［84］ Mustonen A, Koskinen SK, Kiuru MJ. Acute knee trauma: analysis of multidetector computed tomography findings and comparison with conventional radiography[J]. Acta Radiologica, 2005, 46(8): 866-874.

［85］ Sandell LJ. Etiology of osteoarthritis: genetics and synovial joint development[J]. Nature Reviews Rheumatology, 2012, 8(2): 77-89.

［86］ Jiménez G, Cobo-Molinos J, Antich C, et al. Osteoarthritis: trauma vs disease[J]. Osteochondral Tissue Engineering, 2018: 63-83.

［87］ Krejci P, Masri B, Fontaine V, et al. Interaction of fibroblast growth factor and C-natriuretic peptide signaling in regulation of chondrocyte proliferation and extracellular matrix homeostasis[J]. Journal of cell science, 2005, 118(21): 5089-5100.

［88］ Sovani S, Grogan SP. Osteoarthritis: detection, pathophysiology, and current/future treatment strategies[J]. Orthopaedic Nursing, 2013, 32(1): 25-36.

［89］ Jang S, Lee K, Ju JH. Recent Updates of Diagnosis, Pathophysiology, and Treatment on Osteoarthritis of the Knee[J]. International Journal of Molecular Sciences, 2021, 22(5): 2619.

［90］ Heinegård D, Saxne T. The role of the cartilage matrix in osteoarthritis[J]. Nature Reviews Rheumatology, 2011, 7(1): 50-56.

［91］ Boyan BD, Tosi LL, Coutts RD, et al. Addressing the gaps: sex differences in osteoarthritis of the knee[J]. Biology of sex differences, 2013, 4(1): 1-5.

［92］ Kapoor M, Martel-Pelletier J, Lajeunesse D, et al. Role of proinflammatory cytokines in the pathophysiology of osteoarthritis[J]. Nature Reviews Rheumatology, 2011, 7(1): 33-42.

［93］ Mehana E-SE, Khafaga AF, El-Blehi SS. The role of matrix metalloproteinases in osteoarthritis pathogenesis: An updated review[J]. Life sciences, 2019, 234: 116786.

［94］ Verma P, Dalal K. ADAMTS-4 and ADAMTS-5: key enzymes in osteoarthritis[J]. Journal of cellular biochemistry, 2011, 112(12): 3507-3514.

［95］ Mort JS, Billington CJ. Articular cartilage and changes in arthritis: matrix degradation[J]. Arthritis Research & Therapy, 2001, 3(6): 1-5.

［96］ Lahm A, Mrosek E, Spank H, et al. Changes in content and synthesis of collagen types and proteoglycans in osteoarthritis of the knee joint and comparison of quantitative analysis with Photoshop-based image analysis[J]. Archives of Orthopaedic and Trauma Surgery, 2010, 130(4): 557-564.

［97］ Loeser R. Molecular mechanisms of cartilage destruction in osteoarthritis[J]. J Musculoskelet Neuronal Interact, 2008, 8(4): 303-306.

［98］ Li F, Tang Y, Song B, et al. Nomenclature clarification: synovial fibroblasts and synovial mesenchymal stem cells[J]. Stem cell research & therapy, 2019, 10(1): 1-7.

［99］ Demaziere A, Athanasou N. Adhesion receptors of intimal and subintimal cells of the normal synovial membrane[J]. The Journal of pathology, 1992, 168(2): 209-215.

［100］ Harris JA, Jain S, Ren Q, et al. CD163 versus CD68 in tumor associated macrophages of classical Hodgkin lymphoma[J]. Diagnostic pathology, 2012, 7(1): 1-6.

［101］ Tamer TM. Hyaluronan and synovial joint: function, distribution and healing[J]. Interdisciplinary toxicology, 2013, 6(3): 111.

［102］ Spaeth EL, Labaff AM, Toole BP, et al. Mesenchymal CD44 expression contributes to the acquisition of an activated fibroblast phenotype via TWIST activation in the tumor microenvironment[J]. Cancer research, 2013, 73(17): 5347-5359.

［103］ Di Nicola V. Degenerative osteoarthritis a reversible chronic disease[J]. Regenerative Therapy, 2020, 15: 149-160.

［104］ Wang Y, Wei L, Zeng L, et al. Nutrition and degeneration of articular cartilage[J]. Knee Surgery, Sports Traumatology, Arthroscopy, 2013, 21(8): 1751-1762.

［105］ Fam H, Bryant J, Kontopoulou M. Rheological properties of synovial fluids[J]. Biorheology, 2007, 44(2): 59-74.

［106］ Brannan SR, Jerrard DA. Synovial fluid analysis[J]. The Journal of emergency medicine, 2006, 30(3): 331-339.

［107］ Bali R, Shukla A. Rheological effects of synovial fluid on nutritional transport[J]. Tribology Letters, 2001, 9(3): 233-239.

［108］ Jay GD, Waller KA. The biology of lubricin: near frictionless joint motion[J]. Matrix Biology, 2014, 39: 17-24.

［109］ Liu-Bryan R, Terkeltaub R. Emerging regulators of the inflammatory process in osteoarthritis[J]. Nature Reviews Rheumatology, 2015, 11(1): 35-44.

［110］ Goldring MB, Otero M. Inflammation in osteoarthritis[J]. Current opinion in rheumatology, 2011, 23(5): 471.

［111］ Sellam J, Berenbaum F. The role of synovitis in pathophysiology and clinical symptoms of osteoarthritis[J]. Nature Reviews Rheumatology, 2010, 6(11): 625-635.

［112］ Robinson WH, Lepus CM, Wang Q, et al. Low-grade inflammation as a key mediator of the pathogenesis of osteoarthritis[J]. Nature Reviews Rheumatology, 2016, 12(10): 580-592.

［113］ Scanzello CR, Goldring SR. The role of synovitis in osteoarthritis pathogenesis[J]. Bone, 2012, 51(2): 249-257.

［114］ Wenham CY, Conaghan PG. The role of synovitis in osteoarthritis[J]. Therapeutic advances in musculoskeletal disease, 2010, 2(6): 349-359.

［115］ Pelletier JP, Martel-Pelletier J, Abramson SB. Osteoarthritis, an inflammatory disease: potential implication for the selection of new therapeutic targets[J]. Arthritis & Rheumatism: Official Journal of the American College of Rheumatology, 2001, 44(6): 1237-1247.

［116］ Wojdasiewicz P, Poniatowski ŁA, Szukiewicz D. The role of inflammatory and anti-inflammatory cytokines in the pathogenesis of osteoarthritis[J]. Mediators of inflammation, 2014, 2014: 561459.

［117］ De Lange-Brokaar BJ, Ioan-Facsinay A, Van Osch GJ, et al. Synovial inflammation, immune cells and their cytokines in osteoarthritis: a review[J]. Osteoarthritis and cartilage, 2012, 20(12): 1484-1499.

［118］ Haseeb A, Haqqi TM. Immunopathogenesis of osteoarthritis[J]. Clinical immunology, 2013, 146(3): 185-196.

［119］ Lopes EBP, Filiberti A, Husain SA, et al. Immune contributions to osteoarthritis[J]. Current osteoporosis reports, 2017, 15(6): 593-600.

［120］ Woodell-May JE, Sommerfeld SD. Role of inflammation and the immune system in the progression of osteoarthritis[J]. Journal of Orthopaedic Research®, 2020, 38(2): 253-257.

［121］ Bonnet C, Walsh D. Osteoarthritis, angiogenesis and inflammation[J]. Rheumatology, 2005, 44(1): 7-16.

[122] Sunderkötter C, Goebeler M, Schulze-Osthoff K, et al. Macrophage-derived angiogenesis factors[J]. Pharmacology & therapeutics, 1991, 51(2): 195-216.

[123] Ben-Av P, Crofford LJ, Wilder RL, et al. Induction of vascular endothelial growth factor expression in synovial fibroblasts by prostaglandin E and interleukin-1: a potential mechanism for inflammatory angiogenesis[J]. FEBS letters, 1995, 372(1): 83-87.

[124] Ashraf S, Walsh DA. Angiogenesis in osteoarthritis[J]. Current opinion in rheumatology, 2008, 20(5): 573-580.

[125] Giatromanolaki A, Sivridis E, Maltezos E, et al. Upregulated hypoxia inducible factor-1α and-2α pathway in rheumatoid arthritis and osteoarthritis[J]. Arthritis Res Ther, 2003, 5(4): 1-9.

[126] Mathiessen A, Conaghan PG. Synovitis in osteoarthritis: current understanding with therapeutic implications[J]. Arthritis research & therapy, 2017, 19(1): 1-9.

[127] Li X, Makarov SS. An essential role of NF-κB in the "tumor-like" phenotype of arthritic synoviocytes[J]. Proceedings of the National Academy of Sciences, 2006, 103(46): 17432-17437.

[128] Rosenberg JH, Rai V, Dilisio MF, et al. Damage-associated molecular patterns in the pathogenesis of osteoarthritis: potentially novel therapeutic targets[J]. Molecular and cellular biochemistry, 2017, 434(1): 171-179.

[129] Wang Q, Rozelle AL, Lepus CM, et al. Identification of a central role for complement in osteoarthritis[J]. Nature medicine, 2011, 17(12): 1674-1679.

[130] Chun J-S. Role of Zn^{2+} import and the Zn^{2+}/ZIP8/MTF1 axis on OA[J]. Osteoarthritis and Cartilage, 2015, 23: A21.

[131] Rigoglou S, Papavassiliou AG. The NF-κB signalling pathway in osteoarthritis[J]. The international journal of biochemistry & cell biology, 2013, 45(11): 2580-2584.

[132] Jeon H, Im G-I. Autophagy in osteoarthritis[J]. Connective Tissue Research, 2017, 58(6): 497-508.

[133] Duncan H, Jundt J, Riddle JM, et al. The tibial subchondral plate. A scanning electron microscopic study[J]. J Bone Joint Surg Am, 1987, 69(8): 1212-20.

[134] LI G, YIN J, GAO J, et al. Subchondral bone in osteoarthritis: insight into risk factors and microstructural changes[J]. Arthritis research & therapy, 2013, 15(6): 1-12.

[135] Lajeunesse D, Massicotte F, Pelletier J-P, et al.

Subchondral bone sclerosis in osteoarthritis: not just an innocent bystander[J]. Modern Rheumatology, 2003, 13(1): 0007-14.

[136] Bolbos RI, Zuo J, Banerjee S, et al. Relationship between trabecular bone structure and articular cartilage morphology and relaxation times in early OA of the knee joint using parallel MRI at 3T[J]. Osteoarthritis Cartilage, 2008, 16(10): 1150-9.

[137] Sokoloff L. Microcracks in the calcified layer of articular cartilage [J]. Arch Pathol Lab Med, 1993, 117(2): 191-5.

[138] Sophia Fox AJ, Bedi A, Rodeo SA. The basic science of articular cartilage: structure, composition, and function[J]. Sports health, 2009, 1(6): 461-8.

[139] Carlson CS, Loeser RF, Jayo MJ, et al. Osteoarthritis in cynomolgus macaques: a primate model of naturally occurring disease[J]. J Orthop Res, 1994, 12(3): 331-9.

[140] Newberry WN, Zukosky DK, Haut RC. Subfracture insult to a knee joint causes alterations in the bone and in the functional stiffness of overlying cartilage[J]. J Orthop Res, 1997, 15(3): 450-5.

[141] Link TM, Steinbach LS, Ghosh S, et al. Osteoarthritis: MR imaging findings in different stages of disease and correlation with clinical findings [J]. Radiology, 2003, 226(2): 373-81.

[142] Tanamas SK, Wluka AE, Pelletier JP, et al. The association between subchondral bone cysts and tibial cartilage volume and risk of joint replacement in people with knee osteoarthritis: a longitudinal study[J]. Arthritis research & therapy, 2010, 12(2): 1-7.

[143] Burr DB, Gallant MA. Bone remodelling in osteoarthritis[J]. Nat Rev Rheumatol, 2012, 8(11): 665-73.

[144] Intema F, Sniekers YH, Weinans H, et al. Similarities and discrepancies in subchondral bone structure in two differently induced canine models of osteoarthritis[J]. J Bone Miner Res, 2010, 25(7): 1650-7.

[145] Mansell JP, Collins C, Bailey AJ. Bone, not cartilage, should be the major focus in osteoarthritis[J]. Nature clinical practice Rheumatology, 2007, 3(6): 306-7.

[146] Verborgt O, Gibson GJ, Schaffler MB. Loss of osteocyte integrity in association with microdamage and bone remodeling after fatigue in vivo [J]. J Bone Miner Res, 2000, 15(1): 60-7.

[147] Luyten FP, Lories RJU, Verschueren P, et al. Contemporary concepts of inflammation, damage and repair in rheumatic diseases[J]. Best Pract Res Clin Rheumatol, 2006, 20(5): 829-48.

[148] Lyons TJ, Mcclure SF, Stoddart RW, et al. The

normal human chondro-osseous junctional region: evidence for contact of uncalcified cartilage with subchondral bone and marrow spaces[J]. BMC musculoskeletal disorders, 2006, 7(1): 1-8.

[149] Botter SM, Van Osch GJ, Clockaerts S, et al. Osteoarthritis induction leads to early and temporal subchondral plate porosity in the tibial plateau of mice: an in vivo microfocal computed tomography study[J]. Arthritis & Rheumatism, 2011, 63(9): 2690-9.

[150] Hwang J, Bae WC, Shieu W, et al. Increased hydraulic conductance of human articular cartilage and subchondral bone plate with progression of osteoarthritis[J]. Arthritis & Rheumatism: Official Journal of the American College of Rheumatology, 2008, 58(12): 3831-42.

[151] Pan J, Wang B, Li W, et al. Elevated cross-talk between subchondral bone and cartilage in osteoarthritic joints[J]. Bone, 2012, 51(2): 212-7.

[152] Hu W, Chen Y, Dou C, et al. Microenvironment in subchondral bone: predominant regulator for the treatment of osteoarthritis[J]. Ann Rheum Dis, 2020.

[153] Karsdal MA, Leeming DJ, Dam EB, et al. Should subchondral bone turnover be targeted when treating osteoarthritis?[J]. Osteoarthritis Cartilage, 2008, 16(6): 638-46.

[154] Fazzalari NL, Parkinson IH. Fractal properties of subchondral cancellous bone in severe osteoarthritis of the hip[J]. J Bone Miner Res, 1997, 12(4): 632-40.

[155] Grynpas MD, Alpert B, Katz I, et al. Subchondral bone in osteoarthritis [J]. Calcif Tissue Int, 1991, 49(1): 20-6.

[156] Cox L, Van Donkelaar C, Van Rietbergen B, et al. Decreased bone tissue mineralization can partly explain subchondral sclerosis observed in osteoarthritis[J]. Bone, 2012, 50(5): 1152-61.

[157] Kumarasinghe D, Perilli E, Tsangari H, et al. Critical molecular regulators, histomorphometric indices and their correlations in the trabecular bone in primary hip osteoarthritis[J]. Osteoarthritis and Cartilage, 2010, 18(10): 1337-44.

[158] Lacourt M, Gao C, Li A, et al. Relationship between cartilage and subchondral bone lesions in repetitive impact trauma-induced equine osteoarthritis[J]. Osteoarthritis and Cartilage, 2012, 20(6): 572-83.

[159] Boyde A, Firth EC. High resolution microscopic survey of third metacarpal articular calcified cartilage and subchondral bone in the juvenile horse: possible implications in chondro-osseous disease[J]. Microscopy research and technique, 2008, 71(6): 477-88.

[160] Ni G-X, Zhan L-Q, GAO M-Q, et al. Matrix metalloproteinase-3 inhibitor retards treadmill running-induced cartilage degradation in rats[J]. Arthritis research & therapy, 2011, 13(6): 1-11.

[161] Li J, Xue J, Jing Y, et al. SOST deficiency aggravates osteoarthritis in mice by promoting sclerosis of subchondral bone[J]. BioMed Research International, 2019, 2019: 7623562.

[162] Ganesh T, Laughrey LE, Niroobakhsh M, et al. Multiscale finite element modeling of mechanical strains and fluid flow in osteocyte lacunocanalicular system[J]. Bone, 2020, 137: 115328.

[163] Lu J, Zhang H, Cai D, et al. Positive-feedback regulation of subchondral H-type vessel formation by chondrocyte promotes osteoarthritis development in mice[J]. Journal of Bone and Mineral Research, 2018, 33(5): 909-20.

[164] Garnero P, Peterfy C, Zaim S, et al. Bone marrow abnormalities on magnetic resonance imaging are associated with type II collagen degradation in knee osteoarthritis: a three-month longitudinal study[J]. Arthritis Rheum, 2005, 52(9): 2822-9.

[165] Hunter DJ, Gerstenfeld L, Bishop G, et al. Bone marrow lesions from osteoarthritis knees are characterized by sclerotic bone that is less well mineralized[J]. Arthritis Res Ther, 2009, 11(1): R11.

[166] Kazakia GJ, Kuo D, Schooler J, et al. Bone and cartilage demonstrate changes localized to bone marrow edema-like lesions within osteoarthritic knees[J]. Osteoarthritis and Cartilage, 2013, 21(1): 94-101.

[167] Zhao J, Li X, Bolbos RI, et al. Longitudinal assessment of bone marrow edema-like lesions and cartilage degeneration in osteoarthritis using 3T MR T1rho quantification[J]. Skeletal radiology, 2010, 39(6): 523-31.

[168] Carrino J, Blum J, Parellada J, et al. MRI of bone marrow edema-like signal in the pathogenesis of subchondral cysts[J]. Osteoarthritis and cartilage, 2006, 14(10): 1081-5.

[169] Lane NE. Osteoarthritis of the hip[J]. New England Journal of Medicine, 2007, 357(14): 1413-21.

[170] Dürr H, Martin H, Pellengahr C, et al. The cause of subchondral bone cysts in osteoarthrosis a finite element analysis[J]. Acta Orthopaedica Scandinavica, 2004, 75(5): 554-8.

[171] Ondrouch A. Cyst formation in osteoarthritis[J]. The Journal of Bone and Joint Surgery British volume, 1963, 45(4): 755-60.

[172] Mcerlain DD, Ulici V, Darling M, et al. An in vivo investigation of the initiation and progression of subchondral cysts in a rodent model of secondary osteoarthritis[J]. Arthritis Research & Therapy, 2012, 14(1): 1-12.

[173] Chiba K, Nango N, Kubota S, et al. Relationship

between microstructure and degree of mineralization in subchondral bone of osteoarthritis: a synchrotron radiation μCT study[J]. Journal of Bone and Mineral Research, 2012, 27(7): 1511-7.

[174] Sabokbar A, Crawford R, Murray DW, et al. Macrophage-osteoclast differentiation and bone resorption in osteoarthrotic subchondral acetabular cysts[J]. Acta Orthopaedica Scandinavica, 2000, 71(3): 255-61.

[175] Poulsen E, Goncalves GH, Bricca A, et al. Knee osteoarthritis risk is increased 4-6 fold after knee injury - a systematic review and meta-analysis[J]. British journal of sports medicine, 2019, 53(23): 1454-1463.

[176] Markes AR, Hodax JD, Ma CB. Meniscus form and function[J]. Clinics in sports medicine, 2020, 39(1): 1-12.

[177] Eyre DR, Wu JJ. Collagen of fibrocartilage: a distinctive molecular phenotype in bovine meniscus[J]. FEBS letters, 1983, 158(2): 265-270.

[178] Song Y, Greve JM, Carter DR, et al. Meniscectomy alters the dynamic deformational behavior and cumulative strain of tibial articular cartilage in knee joints subjected to cyclic loads[J]. Osteoarthritis and cartilage, 2008, 16(12): 1545-1554.

[179] Fox AJ, Bedi A, Rodeo SA. The basic science of human knee menisci: structure, composition, and function[J]. Sports Health, 2012, 4(4): 340-51.

[180] Makris EA, Hadidi P, Athanasiou KA. The knee meniscus: structure-function, pathophysiology, current repair techniques, and prospects for regeneration[J]. Biomaterials, 2011, 32(30): 7411-31.

[181] Blalock D, Miller A, Tilley M, et al. Joint instability and osteoarthritis[J]. Clin Med Insights Arthritis Musculoskelet Disord, 2015, 8: 15-23.

[182] Makris EA, Hadidi P, Athanasiou KA. The knee meniscus: structure-function, pathophysiology, current repair techniques, and prospects for regeneration[J]. Biomaterials, 2011, 32(30): 7411-7431.

[183] Lohmander LS, Englund PM, Dahl LL, et al. The long-term consequence of anterior cruciate ligament and meniscus injuries: osteoarthritis[J]. Am J Sports Med, 2007, 35(10): 1756-69.

[184] Englund M, Guermazi A, Roemer FW, et al. Meniscal tear in knees without surgery and the development of radiographic osteoarthritis among middle-aged and elderly persons: The Multicenter Osteoarthritis Study[J]. Arthritis Rheum, 2009, 60(3): 831-9.

[185] Englund M, Roemer FW, Hayashi D, et al. Meniscus pathology, osteoarthritis and the treatment controversy[J]. Nat Rev Rheumatol, 2012, 8(7): 412-9.

[186] Englund M, Roos EM, Lohmander LS. Impact of type of meniscal tear on radiographic and symptomatic knee osteoarthritis: a sixteen-year followup of meniscectomy with matched controls[J]. Arthritis Rheum, 2003, 48(8): 2178-87.

[187] Roos H, Adalberth T, Dahlberg L, et al. Osteoarthritis of the knee after injury to the anterior cruciate ligament or meniscus: the influence of time and age[J]. Osteoarthritis and cartilage, 1995, 3(4): 261-267.

[188] Englund M. The role of biomechanics in the initiation and progression of OA of the knee[J]. Best practice & research. Clinical rheumatology, 2010, 24(1): 39-46.

[189] Berthiaume MJ, Raynauld JP, Martel-Pelletier J, et al. Meniscal tear and extrusion are strongly associated with progression of symptomatic knee osteoarthritis as assessed by quantitative magnetic resonance imaging[J]. Ann Rheum Dis, 2005, 64(4): 556-63.

[190] Podsiadlo P, Dahl L, Englund M, et al. Differences in trabecular bone texture between knees with and without radiographic osteoarthritis detected by fractal methods[J]. Osteoarthritis Cartilage, 2008, 16(3): 323-9.

[191] Lo GH, Niu J, Mclennan CE, et al. Meniscal damage associated with increased local subchondral bone mineral density: a Framingham study[J]. Osteoarthritis Cartilage, 2008, 16(2): 261-7.

[192] Allum RL, Jones JR. The locked knee[J]. Injury, 1986, 17(4): 256-8.

[193] Zhang Y, Nevitt M, Niu J, et al. Fluctuation of knee pain and changes in bone marrow lesions, effusions, and synovitis on magnetic resonance imaging[J]. Arthritis and rheumatism, 2011, 63(3): 691-699.

[194] Kirkley A, Birmingham TB, Litchfield RB, et al. A randomized trial of arthroscopic surgery for osteoarthritis of the knee[J]. The New England journal of medicine, 2008, 359(11): 1097-1107.

[195] Lamplot JD, Brophy RH. The role for arthroscopic partial meniscectomy in knees with degenerative changes: a systematic review[J]. Bone Joint J, 2016, 98-B(7): 934-8.

[196] Moseley JB, O'malley K, Petersen NJ, et al. A controlled trial of arthroscopic surgery for osteoarthritis of the knee[J]. The New England journal of medicine, 2002, 347(2): 81-88.

[197] Petty CA, Lubowitz JH. Does arthroscopic partial meniscectomy result in knee osteoarthritis?A systematic review with a minimum of 8 years' follow-up[J]. Arthroscopy, 2011, 27(3): 419-24.

[198] Seedhom B, Hargreaves D. Transmission of the load in the knee joint with special reference to the role of the menisci: part Ⅱ: experimental

results, discussion and conclusions[J]. Engineering in Medicine, 1979, 8(4): 220-228.

[199] Englund M. Meniscal tear--a feature of osteoarthritis[J]. Acta Orthop Scand Suppl, 2004, 75(312): 1-45.

[200] Mcdermott ID, Amis AA. The consequences of meniscectomy[J]. J Bone Joint Surg Br, 2006, 88(12): 1549-56.

[201] Englund M, Lohmander LS. Risk factors for symptomatic knee osteoarthritis fifteen to twenty-two years after meniscectomy[J]. Arthritis and rheumatism, 2004, 50(9): 2811-2819.

[202] Pengas IP, Assiotis A, Nash W, et al. Total meniscectomy in adolescents: a 40-year follow-up[J]. J Bone Joint Surg Br, 2012, 94(12): 1649-54.

[203] Rockborn P, Messner K. Long-term results of meniscus repair and meniscectomy: a 13-year functional and radiographic follow-up study[J]. Knee surgery, sports traumatology, arthroscopy: official journal of the ESSKA, 2000, 8(1).

[204] Schulze-Tanzil G. Intraarticular Ligament Degeneration Is Interrelated with Cartilage and Bone Destruction in Osteoarthritis[J]. Cells, 2019, 8(9).

[205] Nagelli CV, Cook JL, Kuroki K, et al. Does Anterior Cruciate Ligament Innervation Matter for Joint Function and Development of Osteoarthritis?[J]. J Knee Surg, 2017, 30(4): 364-371.

[206] Buckwalter JA, Martin JA. Osteoarthritis[J]. Adv Drug Deliv Rev, 2006, 58(2): 150-67.

[207] Hasegawa A, Otsuki S, Pauli C, et al. Anterior cruciate ligament changes in the human knee joint in aging and osteoarthritis[J]. Arthritis Rheum, 2012, 64(3): 696-704.

[208] Salaffi F, Ciapetti A, Carotti M. The sources of pain in osteoarthritis: a pathophysiological review[J]. Reumatismo, 2014, 66(1): 57-71.

[209] Li B, Luo XD, Wen Y. Changes in mechanoreceptors in rabbits' anterior cruciate ligaments with age[J]. J Mol Histol, 2019, 50(3): 229-237.

[210] Wang Y, Xu J, Zhang X, et al. TNF-alpha-induced LRG1 promotes angiogenesis and mesenchymal stem cell migration in the subchondral bone during osteoarthritis[J]. Cell Death Dis, 2017, 8(3): e2715.

[211] Gersing AS, Schwaiger BJ, Nevitt MC, et al. Anterior cruciate ligament abnormalities are associated with accelerated progression of knee joint degeneration in knees with and without structural knee joint abnormalities: 96-month data from the Osteoarthritis Initiative[J]. Osteoarthritis Cartilage, 2021, 29(7): 995-1005.

[212] Ruschke K, Meier C, Ullah M, et al. Bone morphogenetic protein 2/SMAD signalling in human ligamentocytes of degenerated and aged anterior cruciate ligaments[J]. Osteoarthritis Cartilage, 2016, 24(10): 1816-1825.

[213] Mifune Y, Matsumoto T, Ota S, et al. Therapeutic potential of anterior cruciate ligament-derived stem cells for anterior cruciate ligament reconstruction[J]. Cell Transplant, 2012, 21(8): 1651-65.

[214] Ghebes CA, Kelder C, Schot T, et al. Anterior cruciate ligament- and hamstring tendon-derived cells: in vitro differential properties of cells involved in ACL reconstruction[J]. J Tissue Eng Regen Med, 2017, 11(4): 1077-1088.

[215] Cheng MT, Yang HW, Chen TH, et al. Isolation and characterization of multipotent stem cells from human cruciate ligaments[J]. Cell Prolif, 2009, 42(4): 448-60.

[216] Chen B, Zhang J, Nie D, et al. Characterization of the structure of rabbit anterior cruciate ligament and its stem/progenitor cells[J]. J Cell Biochem, 2019, 120(5): 7446-7457.

[217] Matsumoto T, Ingham SM, Mifune Y, et al. Isolation and characterization of human anterior cruciate ligament-derived vascular stem cells[J]. Stem Cells Dev, 2012, 21(6): 859-72.

[218] Roemer FW, Frobell R, Lohmander LS, et al. Anterior Cruciate Ligament OsteoArthritis Score (ACLOAS): Longitudinal MRI-based whole joint assessment of anterior cruciate ligament injury[J]. Osteoarthritis Cartilage, 2014, 22(5): 668-82.

[219] Komro J, Gonzales J, Marberry K, et al. Fibrocartilaginous metaplasia and neovascularization of the anterior cruciate ligament in patients with osteoarthritis[J]. Clin Anat, 2020, 33(6): 899-905.

[220] Abraham AC, Pauly HM, Donahue TL. Deleterious effects of osteoarthritis on the structure and function of the meniscal enthesis[J]. Osteoarthritis Cartilage, 2014, 22(2): 275-83.

[221] Mcgonagle D, Tan AL, Grainger AJ, et al. Heberden's nodes and what Heberden could not see: the pivotal role of ligaments in the pathogenesis of early nodal osteoarthritis and beyond[J]. Rheumatology (Oxford), 2008, 47(9): 1278-85.

[222] Wen C, Lohmander LS. Osteoarthritis: does post-injury ACL reconstruction prevent future OA?[J]. Nat Rev Rheumatol, 2014, 10(10): 577-8.

[223] Myklebust G, Bahr R. Return to play guidelines after anterior cruciate ligament surgery[J]. Br J Sports Med, 2005, 39(3): 127-31.

[224] Cinque ME, Dornan GJ, Chahla J, et al. High Rates of Osteoarthritis Develop After Anterior Cruciate Ligament Surgery: An Analysis of 4108 Patients[J]. Am J Sports Med, 2018, 46(8): 2011-2019.

[225] Van Meer BL, Meuffels DE, Van Eijsden WA, et

al. Which determinants predict tibiofemoral and patellofemoral osteoarthritis after anterior cruciate ligament injury?A systematic review[J]. Br J Sports Med, 2015, 49(15): 975-83.

[226] Filbay SR, Culvenor AG, Ackerman IN, et al. Quality of life in anterior cruciate ligament-deficient individuals: a systematic review and meta-analysis[J]. Br J Sports Med, 2015, 49(16): 1033-41.

[227] Cully M. Osteoarthritis: Mohawk is downregulated in ACLs from knees with OA[J]. Nat Rev Rheumatol, 2013, 9(7): 384.

[228] Levy YD, Hasegawa A, Patil S, et al. Histopathological changes in the human posterior cruciate ligament during aging and osteoarthritis: correlations with anterior cruciate ligament and cartilage changes[J]. Ann Rheum Dis, 2013, 72(2): 271-7.

[229] Buckwalter JA, Martin JA. Osteoarthritis[J]. Adv Drug Deliv Rev, 2006, 58(2): 150-67.

[230] Van Der Esch M, Steultjens M, Wieringa H, et al. Structural joint changes, malalignment, and laxity in osteoarthritis of the knee[J]. Scand J Rheumatol, 2005, 34(4): 298-301.

[231] Mouton J, Gaillard R, Bankhead C, et al. Increased Patellar Fracture Rate in Total Knee Arthroplasty With Preoperative Varus Greater Than 15 degrees: A Case-Control Study[J]. J Arthroplasty, 2018, 33(12): 3685-3693.

[232] Katz JN, Arant KR, Loeser RF. Diagnosis and Treatment of Hip and Knee Osteoarthritis: A Review[J]. JAMA, 2021, 325(6): 568-578.

[233] Gaillard R, Lustig S, Peltier A, et al. Total knee implant posterior stabilised by a third condyle: Design evolution and post-operative complications[J]. Orthop Traumatol Surg Res, 2016, 102(8): 1061-1068.

[234] Sharma L, Dunlop DD, Cahue S, et al. Quadriceps strength and osteoarthritis progression in malaligned and lax knees[J]. Ann Intern Med, 2003, 138(8): 613-9.

[235] Freisinger GM, Schmitt LC, Wanamaker AB, et al. Tibiofemoral Osteoarthritis and Varus-Valgus Laxity[J]. J Knee Surg, 2017, 30(5): 440-451.

[236] Sharma L, Song J, Felson DT, et al. The role of knee alignment in disease progression and functional decline in knee osteoarthritis[J]. JAMA, 2001, 286(2): 188-95.

[237] Andriacchi TP, Mundermann A. The role of ambulatory mechanics in the initiation and progression of knee osteoarthritis[J]. Curr Opin Rheumatol, 2006, 18(5): 514-8.

[238] Andriacchi TP, Koo S, Scanlan SF. Gait mechanics influence healthy cartilage morphology and osteoarthritis of the knee[J]. J Bone Joint Surg Am, 2009, 91 Suppl 1: 95-101.

[239] De Zwart AH, Van Der Esch M, Pijnappels MA, et al. Falls Associated with Muscle Strength in Patients with Knee Osteoarthritis and Self-reported Knee Instability[J]. J Rheumatol, 2015, 42(7): 1218-23.

[240] Rudolph KS, Schmitt LC, Lewek MD. Age-related changes in strength, joint laxity, and walking patterns: are they related to knee osteoarthritis?[J]. Phys Ther, 2007, 87(11): 1422-32.

[241] Felson DT, Zhang Y. An update on the epidemiology of knee and hip osteoarthritis with a view to prevention[J]. Arthritis Rheum, 1998, 41(8): 1343-55.

[242] Hodge WA, Fijan RS, Carlson KL, et al. Contact pressures in the human hip joint measured in vivo[J]. Proc Natl Acad Sci USA, 1986, 83(9): 2879-83.

[243] Stefanik JJ, Frey-Law L, Segal NA, et al. The relation of peripheral and central sensitization to muscle co-contraction: the MOST study[J]. Osteoarthritis Cartilage, 2020, 28(9): 1214-1219.

[244] Lewek MD, Rudolph KS, Snyder-Mackler L. Control of frontal plane knee laxity during gait in patients with medial compartment knee osteoarthritis[J]. Osteoarthritis Cartilage, 2004, 12(9): 745-51.

[245] Krishnasamy P, Hall M, Robbins SR. The role of skeletal muscle in the pathophysiology and management of knee osteoarthritis[J]. Rheumatology (Oxford), 2018, 57(suppl_4): iv124.

[246] Kobayashi J, Uchida H, Kofuji A, et al. Molecular regulation of skeletal muscle mass and the contribution of nitric oxide: A review[J]. FASEB Bioadv, 2019, 1(6): 364-374.

[247] Peake J, Della Gatta P, Cameron-Smith D. Aging and its effects on inflammation in skeletal muscle at rest and following exercise-induced muscle injury[J]. Am J Physiol Regul Integr Comp Physiol, 2010, 298(6): R1485-95.

[248] Russell AP. Molecular regulation of skeletal muscle mass[J]. Clin Exp Pharmacol Physiol, 2010, 37(3): 378-84.

[249] Isaac C, Wright A, Usas A, et al. Dystrophin and utrophin "double knockout" dystrophic mice exhibit a spectrum of degenerative musculoskeletal abnormalities[J]. J Orthop Res, 2013, 31(3): 343-9.

[250] Sarkar D, Fisher PB. Molecular mechanisms of aging-associated inflammation[J]. Cancer Lett, 2006, 236(1): 13-23.

[251] Levinger I, Levinger P, Trenerry MK, et al. Increased inflammatory cytokine expression in the vastus lateralis of patients with knee osteoarthritis[J]. Arthritis Rheum, 2011, 63(5): 1343-8.

[252] Van Der Poel C, Levinger P, Tonkin BA, et al. Impaired muscle function in a mouse surgical

model of post-traumatic osteoarthritis[J]. Osteoarthritis Cartilage, 2016, 24(6): 1047-53.

[253] De Ceuninck F, Fradin A, Pastoureau P. Bearing arms against osteoarthritis and sarcopenia: when cartilage and skeletal muscle find common interest in talking together[J]. Drug Discov Today, 2014, 19(3): 305-11.

[254] Battaglia MJ, Lenhoff MW, Ehteshami JR, et al. Medial collateral ligament injuries and subsequent load on the anterior cruciate ligament: a biomechanical evaluation in a cadaveric model[J]. Am J Sports Med, 2009, 37(2): 305-11.

[255] Nasab SHH, Smith CR, Postolka B, et al. In Vivo Elongation Patterns of the Collateral Ligaments in Healthy Knees During Functional Activities[J]. J Bone Joint Surg Am, 2021, 103(17): 1620-1627.

[256] Bellemans J, Vandenneucker H, Vanlauwe J, et al. The influence of coronal plane deformity on mediolateral ligament status: an observational study in varus knees[J]. Knee Surg Sports Trau-

matol Arthrosc, 2010, 18(2): 152-6.

[257] Ragusa PS, Hill RV. The role of the elastic fiber system in the pathogenesis of osteoarthritis and knee joint laxity[J]. Anat Sci Int, 2011, 86(4): 219-24.

[258] Laprade RF, Bollom TS, Wentorf FA, et al. Mechanical properties of the posterolateral structures of the knee[J]. Am J Sports Med, 2005, 33(9): 1386-91.

[259] Dombrowski ME, Costello JM, Ohashi B, et al. Macroscopic anatomical, histological and magnetic resonance imaging correlation of the lateral capsule of the knee[J]. Knee Surg Sports Traumatol Arthrosc, 2016, 24(9): 2854-2860.

[260] Caliva F, Namiri NK, Dubreuil M, et al. Studying osteoarthritis with artificial intelligence applied to magnetic resonance imaging[J]. Nat Rev Rheumatol, 2022, 18(2): 112-121.

[261] Oo WM, Bo MT. Role of Ultrasonography in Knee Osteoarthritis[J]. J Clin Rheumatol, 2016, 22(6): 324-9.

第2章 影像学分级

一、症状与体征

KOA 患者在就诊时通常已出现明显的临床症状，通过询问病史和体格检查往往可以进行 KOA 的初步诊断。KOA 的症状是进行性加重的，患者往往单侧或双侧膝关节同时受累，伴或不伴全身性骨关节炎。KOA 往往以膝关节的局部疼痛或关节僵硬起病，逐步进展至关节肿胀甚至畸形。膝关节屈曲角度减小、屈曲挛缩及压痛等体征也可对膝骨关节炎进行辅助诊断。

（一）KOA 的症状

1. 疼痛

膝关节疼痛是 KOA 的主要临床表现，也是患者来医院寻求医疗帮助的主要原因，早期 KOA 常呈间断性疼痛，KOA 疼痛常位于关节间隙（包括髌股、胫股关节），很少呈放射性疼痛，运动时加重，休息后好转。但是，在 KOA 病程进展期，疼痛症状会在休息后加重，甚至出现夜间疼痛，疼痛常呈酸痛性质，当 KOA 滑膜炎加重时，疼痛常从局部扩散至整个膝关节。髌股关节的骨关节炎呈髌骨下疼痛，主动伸屈膝关节时引起的髌下摩擦感及疼痛为其早期症状。患者在上下楼梯或坐位站起等动作中，股四头肌收缩会引起髌骨下疼痛及摩擦音，被动伸屈时则无症状，有时也可出现关节交锁现象、髌骨下压痛等症状。需要注意的是，与 KOA 引起的膝关节结构改变不同，疼痛是主观的，涉及外周和中枢神经机制，这些神经生理过程不仅受许多神经化学因素的调节，还受环境、心理和遗传因素的影响。KOA 疼痛分类见表 2-1。

2. 肿胀

肿胀是 KOA 的又一重要临床表现。主要由两方面的原因造成：一方面由于病变后期的关节滑膜和关节囊受脱落的软骨碎片刺激而充血、水肿、增生、肥厚、滑液增多，产生滑膜炎，导致关节积液引起肿胀；另一方面是增生的滑膜肥厚、脂肪垫增大、骨质增生、骨赘形成引起肿胀。近些年，血管生成对于 KOA 的发生发展有了更深刻的理解，KOA 患者滑膜、软骨中血管生成明显增加，并且与 KOA 的严重

表 2-1　膝骨关节炎（KOA）疼痛的分类

伤害性疼痛	KOA 疼痛通常被认为是由受损关节异常负荷引起的伤害性疼痛。关节生物力学的变化将刺激伤害神经末梢上的机械门控离子通道的激活，引起疼痛。持续的伤害感受器刺激可导致来自脊髓背角的二级神经元兴奋性增加。这一中枢敏感化过程增强了伤害感受信号，从而放大了痛觉
炎症性疼痛	当 KOA 软骨损坏时，软骨下骨中的神经显露在富含炎症介质的关节环境中，其他关节组织（如滑膜和半月板）中的感觉神经，也与这些促痛觉分子接触，导致外周致敏和炎性疼痛的产生
神经性疼痛	神经性疼痛是由神经系统本身的损伤引起的。神经病理性疼痛的定义是"由躯体感觉系统的损伤或疾病引起的疼痛"，包括周围神经系统和中枢神经系统。在 KOA 的发展过程中存在神经损伤，包括背根神经节和脊髓。研究显示，脂质介质溶血磷脂酸在 KOA 滑液中上调，使周围神经脱髓鞘，可以导致关节神经性疼痛，但中枢神经系统的损伤机制尚未阐述

程度呈正相关。血管形成为巨噬细胞提供扩散通道，导致巨噬细胞浸润增加，分泌大量的促炎因子，加重滑膜炎与软骨破坏，促进骨赘形成；另一方面，软骨下骨中的新生血管通过携带大量的巨噬细胞，从而产生大量的VEGF 导致血管新生。因此，血管生成也是膝关节肿胀的重要原因。目前通过临床表现来精确地评价 KOA 膝关节肿胀程度还较为困难，因此通过 MRI对 KOA 膝关节进行 3D 重建来精准评估膝关节积液体积，是极具前景的关节肿胀评价手段（图 2-1）。通常生理情况下的关节液少于 10ml，当关节液体积在 10～50ml 时称为少量积液，在50～100ml 时称为中等程度积液，大于100ml 时称为大量积液。

3. 僵硬

KOA 患者常在早晨起床时感到关节僵硬及发紧感，活动后可缓解。这一症状常受天气变化等因素的影响，持续时间一般不超过 30min。

4. 摩擦感和交锁

由于 KOA 患者往往存在关节软骨的退行性改变，导致关节面不平整。在活动膝关节时可能出现关节相互摩擦的声音和感觉。晚期由于关节缘会出现大量骨赘大块游离体，破裂的半

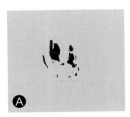 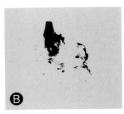 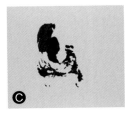 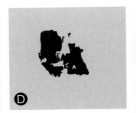

▲ 图 2-1　MRI 膝关节积液 3D 重建

A. 6.821ml；B. 16.97ml；C. 36.74ml；D. 52.83ml

月板或假性滑膜皱襞夹在两关节中间，患者也可能出现关节交锁的症状。

5. 无力

由于长期的关节疼痛和活动减少，患者可能出现膝关节周围肌肉萎缩，关节无力，行走时"打软腿"，膝关节活动受限，最终影响患者运动功能。

（二）KOA 的常见体征

1. 关节畸形

KOA 患者的步态常表现为患肢着地时间缩短。站立位常可见膝内翻畸形，严重病例可见明显膝内翻或外翻畸形，单足站立时可观察到膝关节向外向内侧弯曲的现象，坐位站起及上下楼梯时动作困难，可见股四头肌萎缩而膝关节粗大（图 2-2）。

2. 关节积液

偶尔可触及滑膜肿胀及浮髌试验阳性。髌骨深面及膝关节周围压痛，有些患者可触到摩擦感。

3. 活动受限

关节活动轻度或中度受限，常呈不能过伸、过屈，但纤维性或骨性强

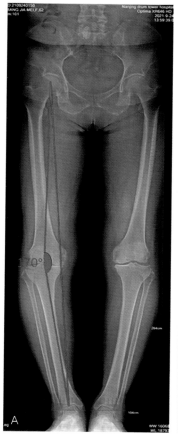
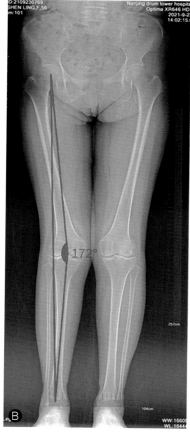

◀ 图 2-2　膝关节畸形

A. 膝内翻畸形，两下肢自然伸直或站立时，两足内踝能相碰而两膝不能靠拢；B. 膝外翻畸形，两足并立时，两侧膝关节碰在一起，而两足内踝无法靠拢

直患者较少见。

（三）KOA 的诊断标准

根据患者的临床表现、体征，往往可以对 KOA 进行初步临床诊断。根据中华医学会骨科学会在 2021 年发布的《骨关节炎诊疗指南》，KOA 的诊断标准见表 2-2。

二、X 线表现与分级

膝关节是人体最复杂的关节，临床上应用较为成熟的辅助检查有 X 线、MRI、超声和关节镜等。其中 X 线作为 KOA 诊断中应用最广泛的辅助检查手段，具有价格相对低廉且空间对比度较好的优点。近年来随着对 KOA 的影像学诊断及治疗研究的不断深入，KOA 患者 X 线片的影像学特征也出现了更多方面的评价指标，这无疑可以给 KOA 的治疗方案提供更全面的参考。

（一）典型 KOA 的 X 线表现

1. 关节间隙不均匀狭窄

因关节面承重的差异和软骨损伤程度的不同，两侧关节间隙的狭窄程度常不对称。

2. 关节面骨质硬化、变形和骨赘形成

关节面承重部位出现不同程度的骨质增生硬化；关节面受压、下陷，面积增大；关节韧带肌腱附着处骨质增生明显，关节边缘锐利，呈骨刺状突起（骨赘），尖端指向关节外；上下关节面的骨刺常常靠拢如唇状，可形成骨桥。

3. 假性囊肿形成

表现为圆形或椭圆形的透光区，边缘带状反应性骨质增生。

4. 关节内游离体

位于关节内的圆形或椭圆形结节，边缘光滑锐利，大小不等，一般直径为 0.1～1.5cm。

正常膝关节与 KOA 的 X 线片表现见图 2-3。

（二）X 线分级

X 线在 KOA 的诊断和监测中起着不可或缺的作用。目前临床上常用的 KOA 分级系统主要有 3 种（表 2-3），这些分级系统常常用于疾病监测、流行病学调查和临床试验，并作为临床评估的辅助手段来指导选择治疗方案。

其中 K-L 分级系统是目前使用最

表 2-2　膝骨关节炎的诊断标准
① 近 1 月内反复的膝关节疼痛
② X 线（站立位或负重位）示关节间隙狭窄，软骨下骨硬化或囊性变，关节边缘骨赘形成
③ 晨僵时间 ≤ 30min
④ 年龄 ≥ 50 岁
⑤ 活动时有骨摩擦感

满足①+②、①+④+⑤或①+③+④+⑤者可诊断膝骨关节炎

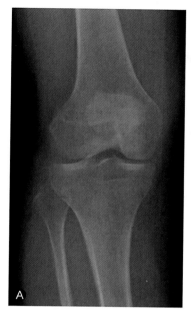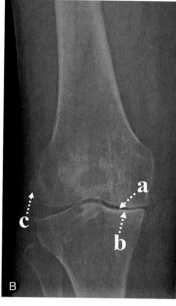

◀ 图 2-3 正常膝关节与膝骨关节炎（KOA）的 X 线片

A. 正常膝关节的 X 线片可见，关节间隙清晰，关节面光滑，未见明显骨性异常；B. KOA 的 X 线片可见，膝关节间隙不均匀狭窄（箭 a），关节面骨质硬化（箭 b），关节腔内见游离骨性小结节（箭 c）

表 2-3 膝骨关节炎的几种常见 X 线分级	
分类方式	**等级和特点**
IKDC 分级（图 2-4）	• A 级：没有关节狭窄 • B 级：＞ 4mm 的关节间隙 • C 级：2～4mm 的关节间隙 • D 级：＜ 2mm 的关节间隙，小骨赘、轻微硬化或股骨髁变平
K-L 分级（图 2-5）	• 0 级：无关节间隙的狭窄及反应性的骨质变化 • 1 级：可疑的关节间隙狭窄现象，有可能出现轻微骨赘 • 2 级：小的骨赘及可能的关节间隙狭窄 • 3 级：中等程度的骨赘，明确的关节间隙狭窄，有些软骨下骨硬化，可能出现膝关节骨性畸形 • 4 级：大骨赘，严重的关节间隙狭窄，明显的软骨下骨硬化，并出现明显的膝关节骨性畸形
Ahlbäck 分级	• 0 级：正常 • 1 级：关节间隙狭窄；有或无 • 2 级：关节间隙闭塞 • 3 级：骨缺损 ＜ 5mm • 4 级：骨缺损 5～10mm • 5 级：骨缺损 ＞ 10mm

为广泛的分级系统，已经普遍用于临床及科学研究中。但是，该系统仍有明显的局限性：①对疾病进展和变化不敏感；②没有量化的标准，分级系统中

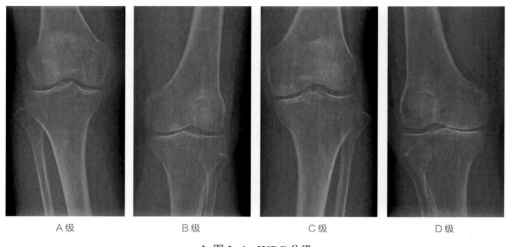

A级 B级 C级 D级

▲ 图 2-4 IKDC 分级

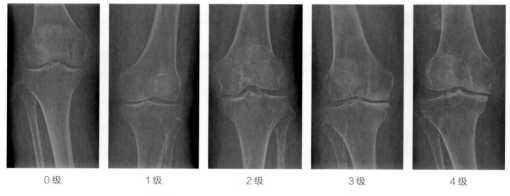

0级 1级 2级 3级 4级

▲ 图 2-5 Kellgren-Lawrence（K-L）分级

"可疑、可能、中等"等描述具有一定的主观性。

IKDC 分级和 Ahlbäck 分级也常应用于临床及科学研究中，但都存在各自的局限性。相比于 K-L 分级系统，IKDC 分级系统太过保守，而 Ahlbäck 分级系统又太过激进。在疾病的早期，IKDC 分级系统可以更好地发现并诊断 KOA。在疾病的中晚期，K-L 分级系统及 Ahlbäck 分级系统则可以评估 KOA 的严重程度。因此，合理运用各种分级系统可以更好地对 KOA 进行诊断、评估，从而指导治疗。

（三）X 线分级系统的局限性

虽然在现阶段，KOA 的诊断和分级主要是依靠患者的临床表现和 X 线表现，鉴于 X 线片可以较好地展现骨赘及关节间隙的变化，并且具有操作简单、易于推广的优点，因此用于群众大范围内的普查。但仅仅使用 X 线的表现来对 KOA 的严重程度进行分级尚存在争议。研究表明，X 线分级的 KOA 严重程度（包括骨赘大小、关节间隙狭窄程度等）不一定与疼痛的严重程度相关，即 X 线表现可能无法很好地反映患者临床症状的严重性。

X 线分级系统只是对 KOA 的初级分级，该系统需要与全面的临床评估结合使用，通过结合病史、体格检查、实验室检查及其他影像学检查来判断 KOA 的严重程度，最终更全面地评估患者的疾病状态，更合理地指导治疗方案。

三、超声分期

在 KOA 患者的诊断中，影像检查是必需的，传统的 X 线检查是主要诊断手段，然而，X 线检查对 KOA 早期的诊断并不敏感，不能清楚地发现和评估膝关节局部炎症状态。近些年来，超声在肌肉骨骼领域的应用越来越广泛，其在诊断 KOA 患者的骨赘和软骨及滑膜性质改变方面具有较大的应用潜力。

（一）超声在 KOA 中的应用概述

超声检查可较好地提供常规 X 线检查无法描述的软组织病理变化（如滑膜炎、半月板损伤及关节囊肿等）

等附加诊断信息。超声具有便携、无辐射、可重复性高等优点，并且能够实时、动态和多角度评估膝关节病理状态，尤其在评估炎症性变化（如滑膜肥大、滑膜炎等）方面具有独特的优势。因此，膝关节超声是诊断 KOA 的一种有效的影像学技术。

KOA 可累及整个关节内组织。半月板、韧带、软骨、软骨下骨、关节囊、滑膜及关节周围肌肉等均受局部病理微环境的影响。关节软骨和半月板的退行性变、骨赘的形成、骨侵蚀、关节积液和滑膜炎症是 KOA 的主要病理特征。这些病理变化均可在超声下明确诊断。

（二）超声下的膝关节软骨

识别软骨状态的变化对于评估 KOA 的进展程度具有重要的作用。虽然超声对软骨厚度缺乏足够的可视化，导致对膝关节软骨的评估可能受到一定的限制，但是在病理状态下高分辨率超声可清楚地检测出软骨损伤。2012 年由 Saarakkala S 等研究表明，超声对关节内软骨损伤改变的灵敏度在 52%～83%，不同的灵敏度取决于超声检测的不同部位。超声显示正常的关节软骨透明层为低回声层，一般厚度为 1.5～2mm（图 2-6）。由于临床 KOA 发病和进展中的结构变化以软骨变薄和丧失为主要特征，软骨厚度评估是检测 KOA 发病和进展的重要指

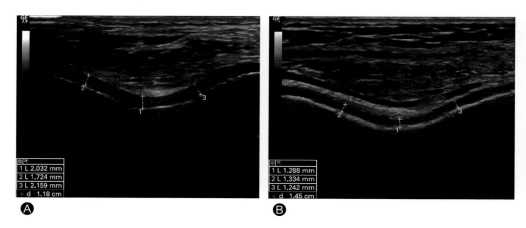

▲ 图 2-6　正常软骨与变薄软骨超声下影像表现

A. 正常软骨显示为一条低回声区，厚度在 1.5～2m；B. 患有膝骨关节炎的关节软骨，与正常软骨相比，呈现软骨变薄，软骨层＜ 1.5mm

标。Saarakkala S 等认为，超声在检测股骨内侧髁软骨退行性改变的严重程度方面具有预测价值。而准确有效的股骨内侧软骨厚度测量工具对于检测软骨缺损和监测治疗效果具有重要的临床意义。在软骨厚度的诊断评估中，超声可以作为一种临床可用的、经济有效的膝关节软骨成像方法。此外，在 KOA 的早期，超声也是检测软骨损伤的敏感的影像学方法。Schmitz RJ 等报道，在测量股骨内侧髁软骨厚度时，使用横向和纵向超声测量软骨厚度与 MRI 测量的结果呈显著正相关，提示超声检测也可较好地反映软骨的状态。

（三）超声下的膝关节滑膜

　　KOA 中滑膜的增生通常是低级别的，这一状态可以通过能量多普勒超声（PDUS）观察到（图 2-7）。同时，彩色多普勒超声及 PDUS 可以容易地

观察到增生滑膜中的血管翳。超声检测到的 KOA 滑膜炎可以成为治疗的目标，并且滑膜炎的程度可用以衡量抗炎治疗的效果，超声检测可能是涉及炎症治疗的研究中有用的结果衡量指标。为数不多的研究利用超声评估了膝骨关节炎症性滑膜变化及对治疗的

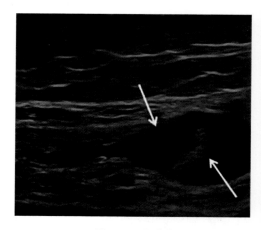

▲ 图 2-7　滑膜增生

膝关节髌上囊滑膜增生肥大与膝关节积液，增生的滑膜形成类似绒毛样结构（箭）

反应。滑膜增生与疼痛密切相关，有研究发现超声可检测到 KOA 短期的滑膜反应，尤其是 PDUS 评分与疼痛具有相关性。

（四）超声下的半月板

超声下可清楚地显示半月板的周围部分（图 2-8），但对于半月板内部的区域往往难以识别，尤其是在对外侧半月板的整体显示上效果有限。据报道，超声检查诊断半月板撕裂的灵敏度和特异度分别为 88% 和 85%。杨顺杰等的研究证实，通过超声测量半月板前角、半月板体部及半月板后角可实现对盘状半月板的可靠诊断。Tuomas Viren 等通过对尸体关节的研究发现，较高的超声频率能实现半月板评估的高敏感度。

（五）超声下的骨赘

依靠于多平面扫描技术，超声检查中很容易看到骨赘（图 2-8）。据报道，超声也是一种灵敏的成像方法，可用于检测微小骨赘的形成。所以在 KOA 中，超声下观察到骨赘的存在与 X 线下的表现一致。

（六）超声分期

相较于传统 X 线的 K-L 分级系统，目前超声对 KOA 没有普遍使用的分级模式。关于膝关节超声影像的表现主要依据是 2019 年由 OMERACT 超声工作组（Outcome Measures in Rheumatology Clinical Trials）发表于 *The Journal of Rheumatology* 的 *OMERACT Definitions for Ultrasonographic Pathologies and Elementary Lesions of Rheumatic Disorders 15 Years On*。

在超声下可分别对 KOA 中的滑膜炎、软骨及骨赘进行分级，具体见表 2-4。

（七）超声在 KOA 中的研究现状

近年来，高分辨率超声已经成为 KOA 研究的热点。骨、半月板及软骨形态变化均可作为单一特征进行评估。与传统的 KOA 影像学检查相比，超声检查提高了诊断的准确性。Naredo 等报道了超声检查结果，例如内侧半月板挤压与膝关节疼痛及关节狭窄相关，超声在评价形态学改变时也与 K-L 分级密切相关，超声与 X 线相比，其潜在的优势或劣势尚未得到证实。2003年，Tarhan 等已经证实超声和 MRI 在评估股骨软骨和软组织恶化方面具有显著的一致性。因此，越来越多的文

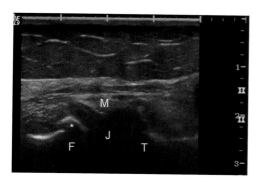

▲ 图 2-8　膝关节骨赘超声图像

F. 股骨；T. 胫骨；M. 半月板；*. 骨赘；J. 关节间隙

表 2-4　依据滑膜炎、软骨及骨赘的超声下表现，对 KOA 进行分级

分级（分期）	超声下表现
滑膜炎 0 级（正常滑膜）	超声下无明显滑膜增生肥大表现
1 级（早期）	超声下可见最小低回声滑膜，未突出关节面
2 级（中期）	中度低回声滑膜，沿凹面突出关节线
3 级（晚期）	严重低回声滑膜，突出关节线外，表面凸起
软骨退变 0 级（正常软骨）	超声下无明显软骨变薄、丢失

分级（分期）	超声下表现
1 级（早期）	超声下无软骨结构的丧失和（或）软骨层的局部变薄或不规则和（或）至少一个软骨边缘的锐度丧失
2 级（中期）	超声下无软骨结构的丧失和（或）软骨层的局部变薄，以及至少一个软骨边缘的不规则性和（或）锐度的丧失
3 级（晚期）	超声下软骨层局灶性缺失或完全丧失
0 级（无骨赘）	超声下无骨赘形成

（表格左侧纵向合并单元格：软骨退变 对应 1～3 级；骨赘 对应 0 级）

分级（分期）		超声下表现
骨赘	1级（早期）	超声下可见单个或少数膝关节边缘性的小骨赘 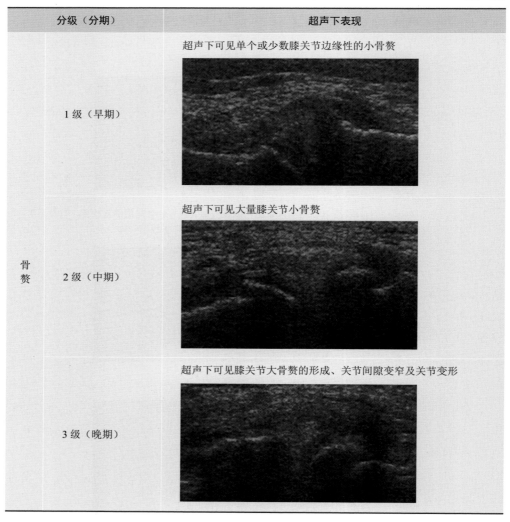
	2级（中期）	超声下可见大量膝关节小骨赘
	3级（晚期）	超声下可见膝关节大骨赘的形成、关节间隙变窄及关节变形

献支持将超声作为检测膝骨关节炎形态学改变的一线方法之一。然而，在目前的文献中仍然缺乏超声、X线和MRI的系统特征和部位特异性交叉。

四、MRI 分级

MRI 是目前诊断 KOA 的重要影像学手段之一，具有全方位、组织对比性强、空间分辨率高、无创等优点。可用于 KOA 的早期诊断、治疗决策和临床研究，并且 MRI 影像随访在治疗效果评价中也起到重要作用。

（一）KOA 的 MRI 影像学表现

MRI 下 KOA 的基本征象包括关节

软骨退变、关节间隙变窄、滑膜增厚、关节积液、骨髓病变、软骨下骨硬化和（或）囊性变、关节边缘骨赘形成、半月板损伤、韧带改变及关节内游离体等。软骨丢失和骨赘形成是 KOA 最普遍的特征，在 KOA 患者中分别占比 98% 和 92%。

1. 软骨退变

MRI 能够很好地显示关节软骨表面和内部的状况。正常的关节软骨表面光滑，而 KOA 患者软骨表面可发现毛糙、变薄、缺损或断裂的征象。功能性 MRI 可以提供关节软骨中糖胺聚糖（$T_1\rho$、糖胺聚糖化学交换饱和转移成像、功能钠 MRI 技术）和胶原含量（T_2 成像、T_2^* 成像、表观扩散系数、磁化转移技术）等相关信息。

2. 滑膜炎

MRI 可灵敏地反映关节内炎症变化，但是非增强扫描难以明确区分关节积液和滑膜炎。MRI 增强扫描示 KOA 滑膜明显增厚，可呈绒毛状突入关节腔内。滑膜炎被视为 KOA 疾病进程中的一个关键因素，而 MRI 对滑膜病变范围和活动性的评估对于 KOA 的治疗起到很好的指导作用。

3. 骨髓病变

正常骨髓在 T_1WI 序列上的信号高于肌肉，在 T_2WI 序列上的信号与肌肉一致。MRI 对显示骨髓异常十分敏感，可以检出骨髓病变并明确其范围和程度。骨髓病变表现为 T_1WI 序列上斑片状低信号影，T_2WI 脂肪抑制序列或 STIR 序列为高信号模糊影。

4. 软骨下骨

软骨下骨质硬化是由软骨变薄、消失所导致，表现为软骨下骨板层状骨板增厚，下方的高信号骨髓被低信号增生硬化的骨质所替代。囊性变又称软骨下囊肿，约 50% 尚未出现软骨全层缺损的 KOA 患者会出现软骨下囊性变，在 T_1WI 序列上呈低信号，T_2WI 序列上呈高信号，周边有骨质增生硬化环，在关节边缘还可观察到骨赘形成，骨赘在 T_1WI 序列和 T_2WI 序列均为低信号，边缘不规则，偶尔可见骨赘内有骨髓信号。

5. 韧带与半月板

正常韧带和半月板在 T_1WI 序列和 T_2WI 序列上均呈低信号。半月板损伤时表现为半月板内条状异常信号影，伴或不伴变形、移位。韧带损伤时表现为损伤的韧带异常增粗、扭曲，连续性中断，并且损伤处显示异常条状或片状信号影。

（二）KOA MRI 表现的半定量评价

半定量（semi-quantitative，SQ）MRI 在许多流行病学研究和临床试验的影像学评价中被广泛应用。KOA MRI 影像学表现的半定量评价主要包括全器官磁共振成像评分系统（Whole-Organ Magnetic Resonance Imaging Score，WORMS）、膝骨关节炎评分系统（Knee

Osteoarthritis Scoring System，KOSS）、波士顿利兹骨关节病膝关节评分系统（Boston-Leeds Osteoarthritis Knee Score，BLOKS）、骨关节炎膝关节评分系统（MRI Osteoarthritis Knee Score，MOAKS）等多种评价系统，其中以 WORMS 系统（表 2-5）和 MOAKS 系统应用较为广泛。

1. WORMS 评分系统

WORMS 评分系统由 Charles Peterfy 于 2004 年提出，是一种基于膝关节 MRI 的各部分结构的全器官评分，显示出了充分的可靠性、特异度、灵敏度和响应度，是 KOA 评价使用最为广泛的 MRI SQ 评分体系。这种分区评分的优势在于对每个分区的多处病灶统一评价，使得数据解读和后续分析更为简便。

表 2-5 WORMS 评分系统 - 软骨评分

评分	形态和信号
0	正常形态和信号
1	形态正常，T_2 加权图像信号增加
2	局部缺损，区域最大宽度 < 1cm
2.5	全层缺损，区域最大宽度 < 1cm
3	多个局部缺损与正常区域混杂，或局部缺损最大宽度大于 1cm 但小于区域 75%
4	弥漫性（≥75% 的区域）局部缺损
5	多处全层缺损或全层缺损宽度大于 1cm 但小于该区域 75%
6	弥漫性（≥75% 的区域）全层缺损

WORMS 评分系统内容涵盖了 14 项独立的影像学征象（图 2-9），包括关节软骨完整性、骨髓病变、软骨下骨囊肿、关节下骨磨损、骨赘、内外侧半月板完整性、膝关节前后交叉韧带完整性、内外侧副韧带完整性、积液 - 滑膜炎、关节内游离体和关节周围囊肿 / 滑囊炎等。

WORMS 评分系统中，软骨损伤评价按照关节软骨形态和信号划分。膝关节表面的每个区域都是独立评分的（图 2-10）。

骨髓病变的定义是：在 T_2W FSE 压脂序列上，骨骺骨髓信号强度增加，边缘模糊。按照异常信号大小划分出 0～3 分。正常为 0 分，小于该区域的 25% 为 1 分，在该区域的 25%～50% 为 2 分，大于区域的 50% 为 3 分（图 2-11）。

软骨下骨囊肿被认为是关节软骨下骨信号明显增加的病灶，边缘清晰、圆形，在 T_2W FSE 压脂序列上，没有骨髓组织或骨小梁的证据。每个区域的骨囊肿根据区域按照异常信号大小划分出 0～3 分。正常为 0 分，小于该区域的 25% 为 1 分，在该区域的 25%～50% 为 2 分，大于 50% 的区域为 3 分。

关节积液和滑膜增厚在 T_2W FSE 压脂序列上都显示出关节腔内的高信号。在静脉注射对比剂后的 T_1WI 序列上可以评估关节内积液的真实体积。WORMS 评分系统根据估计的滑膜腔

	股骨胫骨内侧关节	股骨胫骨外侧关节	髌骨关节	S区（髁间隆起下）	总分
软骨	30	30	24		84
骨髓异常	15	15	12	3	45
骨囊肿	15	15	12	3	45
骨磨损	15	15	12		42
骨赘	35	35	28		98
各区域总分	110	110	88		
半月板	6	6			12
韧带					3
滑膜炎					3
总分					332

图中标题：WORMS 评分可以获得的最大分数　　关节面局部划分　　关节软骨信号和形态　　骨髓水肿评分　　软骨下骨囊肿评分　　关节下骨磨损评分　　骨赘评分　　关节边缘的局部细分

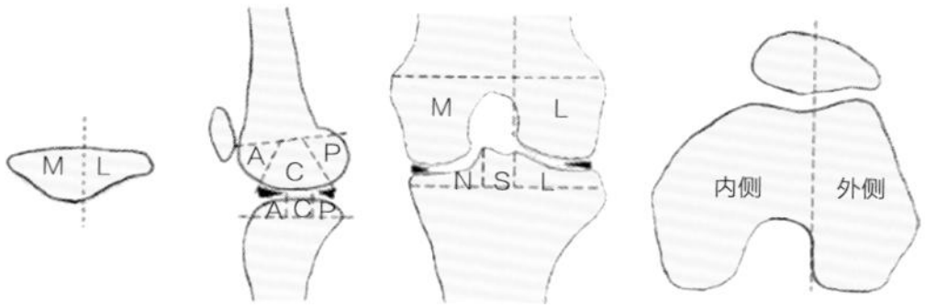

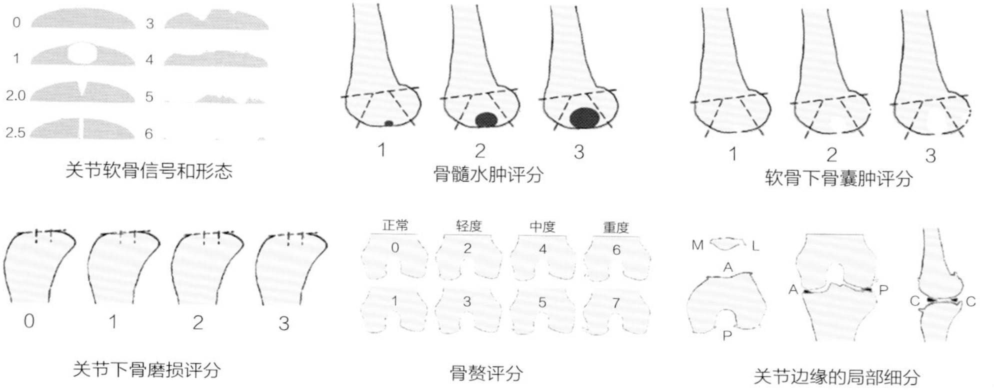

▲ 图 2-9　**WORMS 评分系统示意图**

该评分系统将关节划分为 15 个区域。髌骨分为内侧（M）和外侧（L）区域，嵴被认为是 M 区域的一部分。股骨和胫骨也被分为 M 区和 L 区，其中股骨的滑车沟被认为是 M 区的一部分。S 区表示髁间隆起下的部分。股骨和胫骨表面进一步细分为前区（A）、中央区（C）和后区（P）

最大膨胀程度从轻到重划分 0～3 分。正常为 0 分，小于最大膨胀体积的 33% 为 1 分，最大膨胀体积的 33%～66% 为 2 分，大于最大膨胀体积的 66% 为 3 分（图 2-12）。

骨赘评价按照股骨髁和胫骨平台的前（A）、中央负重（C）和后（P）边缘，以及髌骨的内侧（M）和外侧（L）边缘划分，从轻到重划分 0～7 分。关节面平坦或凹陷称为骨磨损，根据偏离正常轮廓的程度从轻到重划分 0～3 分（图 2-13）。

前交叉韧带（anterior cruciate ligament，ACL）和后交叉韧带（posterior cruciate ligament，PCL）分别使用矢状位 T_2 FSE 序列独立评分，完整为 0 分，撕裂为 1 分。内侧副韧带（medial collateral Ligament，MCL）和外侧副韧带（lateral collateral ligament，LCL）分别使用冠状位 T_2 FSE 序列独立评分，完整为 0 分，撕裂为 1 分。联合韧带评分是将 ACL 和 PCL 评分之和加到 MCL 和 LCL 评分之和的一半。

内侧半月板和外侧半月板的前角、体段和后角分别分为 0～4 分。完好为 0 分，轻微放射状撕裂或鹦鹉喙状撕裂为 1 分，非移位性撕裂或既往手术修复为 2 分，移位撕裂或部分切除为 3 分，完全撕裂或完全切除为 4 分。

滑膜腔内游离体按数量分为 0～3 分。无为 0 分，1 个为 1 分，2 个为 2 分，3 个及 3 个以上为 3 分。膝关节周围的滑膜囊肿根据其大小可划分为 1～3 分。

WORMS 评分是首先在临床中广

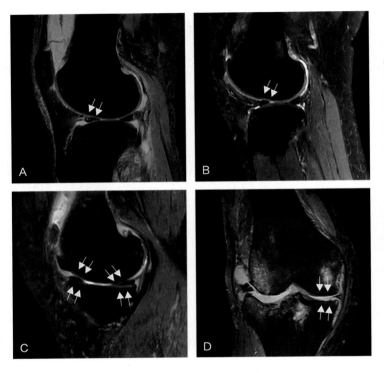

◄ 图 2-10　软骨损伤评价
A. 股骨内侧中央区未到达软骨下骨的局灶性浅表缺损（箭），病变在 WORMS 和 MOAKS 中评分为 WORMS 2.0/MOAKS 1.0；B. 股骨内侧中央区一局灶性缺损（箭）到达软骨下骨，病变在 WORMS 和 MOAKS 中评分为 WORMS 2.5/MOAKS 2.2；C. 股骨内侧中央区多处全层软骨损伤，病变在 WORMS 和 MOAKS 中评分为 WORMS 5/MOAKS 2.2，胫骨前侧中央区 WORMS2.5/MOAKS 2.2 和后侧中央区 WORMS4/MOAKS 3.0；D. 股骨内侧中央区弥漫性全层缺损 WORMS 6/MOAKS 3.3，胫骨内侧中央区弥漫性全层缺损 WORMS 2/MOAKS 3.2

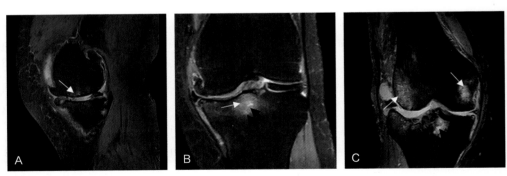

▲ 图 2-11　骨髓病变评价
A. 股骨外侧中部区域显示出高信号的骨髓病变（白箭），在 WORMS 和 MOAKS 中评分为 WORMS 1/MOAKS 1；B. 冠状位胫骨髁间隆起下中央区骨髓病变在 WORMS 和 MOAKS 中评分为 WORMS 3/MOAKS 3，包括边界不清的水肿样改变（白箭）和边界清晰的囊性改变（黑箭）；C. 冠状位股骨骨髓病变外侧中央区 WORMS 3/MOAKS 2 和内侧中央区 WORMS 2/MOAKS 2，胫骨髁间隆起下中央区 WORMS 3/MOAKS 2，伴有明显的囊性改变（黑箭）

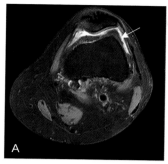
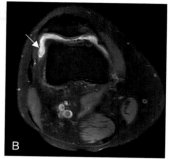
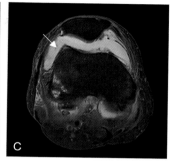

▲ 图 2-12　积液 - 滑膜炎

A. 积液 - 滑膜炎（箭），WORMS 1/MOAKS 1；B. 积液 - 滑膜炎（箭）WORMS 2/MOAKS 2，伴内侧髌骨软骨损伤；C. 积液 - 滑膜炎（箭），WORMS 3/MOAKS 3

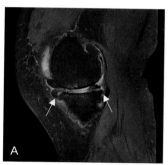
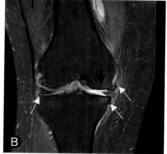
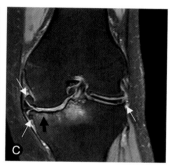

▲ 图 2-13　骨赘评价

A. 胫骨 - 股骨间室内，胫骨前侧有一个中等大小的骨赘（白箭），WORMS 5/MOAKS 3，胫骨后侧有一个骨赘（白箭），WORMS 3/MOAKS 2。B. 冠状位显示股骨内侧骨赘（白箭），内侧 WORMS 5/MOAKS 2；胫骨骨赘（黑箭），内侧 WORMS 4/MOAKS 2，外侧 WORMS 3/MOAKS 1；伴有中央内侧股骨骨磨损（黑箭）WORMS 2。C. 冠状位显示股骨内侧骨赘（白箭），WORMS 6/MOAKS 3；胫骨骨赘（白箭），内侧 WORMS 5/MOAKS 3，外侧 WORMS 2/MOAKS 1；伴有中央内侧胫骨骨磨损 WORMS 3（黑箭）

泛应用的半定量 MRI 全关节评分系统，涵盖了 KOA 可能出现的各种关节病变特征。但也存在一些不足，例如半月板评分方法混合了多种不同的结构，其中部分内容实施起来较为烦琐。

2. MOAKS 评分系统

2010 年，Felson 等指出，BLOKS 对半月板的评价更佳，而 WORMS 更适合评价骨髓病变，各具优点的同时也各存缺陷，因此有必要建立新的评价方法，将 WORMS 和 BLOKS 的优势聚合，同时尽量避免两者的缺点。因此，MOAKS 系统评分应运而生，该方法改进了骨髓病变和半月板形态的评分，加入了分区评估，省去了骨髓病变和软骨评分中的一些冗余评项。

关节软骨评估除嵴下区以外的 14 个区域。第 1 部分为任意软骨缺损（部分或全层）区占该分区的百分比，第 2 部分为全层软骨缺损区占该分区的百分比。正常为 0 分，< 10% 为 1 分，10%～75% 为 2 分，> 75% 为 3 分（图 2-10）。

骨髓损伤评估全部 15 个区域。第 1 部分为全部骨髓损伤面积（包括骨髓病变及囊性变）占相应亚区域的百分比，第 2 部分为骨髓病变面积占全部骨髓损伤面积的百分比。0 分为无，1 分为 < 33%，2 分为 33%～66%，3 分为 > 66%。第 3 部分为骨髓损伤改变的数量（图 2-11）。

骨赘是 KOA 在成像上的标志性特征之一。WORMS 在 16 个关节解剖位置使用 0～7 分的骨赘评分的复杂方法，而 MOAKS 仅在髌骨上下内外缘、股骨内外侧髁前中后缘、胫骨平台内外缘 12 个位置评估，应用 0～3 分的简化方案，省略了前后内侧和外侧胫骨的评分。从轻到重划分 0～3 分（图 2-13）。

滑膜炎与关节积液在 T_2WI 序列上难以区分。因此，积液－滑膜炎和 Hoffa 滑膜炎被引入。滑膜炎的评价以 Hoffa 滑膜炎和积液－滑膜炎作为替代征象（图 2-12 和图 2-14）。

半月板的评价分为两部分。第 1 部分为半月板损伤大小，在 4 个区域（即内、外侧半月板向外、向前）内测量半月板最远端至胫骨边缘的距离，< 2mm 为 0 分，2.0～2.9mm 为 1 分，3.0～4.9mm 为 2 分，≥ 5mm 为 3 分；第 2 部分为半月板形态和信号异常，在内外侧半月板前角、体部及后角 6 个区域评估信号异常、垂直撕裂、水平及辐状撕裂、复合撕裂、根断裂、部分缺失、进展的部分缺失、完全缺失、半月板囊肿、半月板肥大的情况，无为 0 分，有为 1 分。

韧带与肌腱评分包括了前 / 后交叉韧带、髌骨肌腱，正常、信号异常或部分撕裂为 0 分，完全撕裂为 1 分。

其他关节周围征象，包括鹅足滑

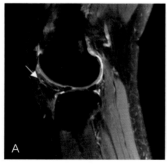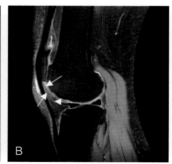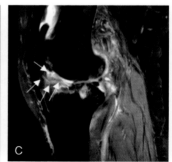

▲ 图 2-14　**Hoffa 滑膜炎评价被纳入了 MOAKS，而在 WORMS 中并未描述**
A.Hoffa 滑膜炎（箭），MOAKS 1；B.Hoffa 滑膜炎（箭），MOAKS 2；C.Hoffa 滑膜炎（箭），MOAKS 3

囊炎、髂胫束异常信号、腘窝囊肿、髌下囊信号异常、髌前囊信号异常、腱鞘囊肿、游离体，无为 0 分，有为 1 分。

3. 其他

其他可应用于 KOA 的半定量 MRI 评价包括 KOSS 评分和 BLOKS 评分。

KOSS 评分由 Kornaat 等在 2005 年提出。虽然该评分方法涵盖的 KOA 特点与 WORMS 相近，但软骨状态、骨髓病变和囊肿在该方法中则为各个分区单独评分。各个骨髓病变分级根据损伤的范围划分。滑膜炎在 T_1WI 序列中只分为有或无。半月骨撕裂的评分比 WORMS 更复杂，但在分区时不考虑。

BLOKS 评分体系由 Hunter 等于 2008 年提出。该方法将膝关节分为负重和髌骨股骨间室，与 KOSS 类似。髌骨表面分为外侧和内侧，与 WORMS 相同。骨髓病变囊肿的评分方法更为复杂，需考虑骨髓病变的范围，涉及骨髓病变软骨下骨表面的比例，以及骨髓病变出现囊肿的比例。因此，囊肿评分属于骨髓病变的一部分，不像在 WORMS 和 KOSS 中一样单列。

其他还包括一些仅对于膝关节局部器官的评价，例如 Guermazi 提出的 CE-MRI（contrast enhanced magnetic resonance imaging）用于评价滑膜炎。在关节的 11 个部位评估了滑膜炎。对滑膜厚度进行半定量评分：每个部位的 0 级（＜2mm）、1 级（2~4mm）和 2 级（＞4mm），并验证了髌骨旁滑膜炎

与 WOMAC 疼痛评分中疼痛量表评分与总评分和每个部位的最大滑膜炎等级之间的关联。

综上所述，在 KOA 诊断中，运用全膝关节 MRI 成像具有多方面的优势：①安全无创，无电离辐射损伤，刺激较小，中老年患者易接受；②影像信息更为全面，可以通过不同扫描方式、从多个方位、多个角度对患者的病变部位进行反复观察，取得有价值的三维立体图像，为医生的诊断提供丰富的证据；③ MRI 扫描成像速度快，有助于快速判断病情，在医院临床应用中推广价值高。

五、关节镜下表现与分级

关节镜检查虽然是一种有创的检查方法，但仍然是评估膝关节软骨、半月板损伤和滑膜病变的"金标准"，这是因为关节镜检查能够提供对这些解剖结构最为直接的评估。此外，研究表明，相对于其他各种成像技术，如 X 线片、计算机断层扫描和磁共振成像等，关节镜的主要价值在于，它可以提供软骨表面完整的放大的可视化图片，可以更加敏感地检测膝骨关节炎特有的软骨表面缺陷，尤其是大关节内的软骨损伤。

（一）典型的 KOA 的关节镜下表现

1. 滑膜充血增生

正常的关节囊表面有丰富的滑膜

和毛细血管，滑膜表面光滑发亮，呈粉红色，常向关节腔突起形成滑膜皱襞或绒毛，大多数绒毛小而纤细。但当膝关节的关节软骨损伤或滑膜自身炎症反复刺激滑膜，可引起滑膜充血、绒毛增生、毛细血管增生及通透性增加，导致膝关节出现疼痛、肿胀、炎症或液体的渗出等症状。

滑膜组织增生肥厚多位于髌上囊、髁间窝和髌股关节。有的滑膜绒毛呈白色细长的纤维状，有的滑膜血管翼迂曲充血，有的滑膜组织水肿呈纺锤、葡萄状，总体而言，滑膜整体呈现充血增生的状态。KOA相关滑膜炎的组织学改变包括滑膜增生、纤维化、滑膜囊增厚、滑膜细胞活化，在某些情况下还有淋巴细胞浸润。而关节镜能明显提高诊断准确性，方便外科医生确诊。

研究表明，在KOA患者的膝关节镜表现中，76%患者有滑膜充血增生的症状，其比例最多。而滑膜充血增生的部位大多位于内侧滑膜皱襞，占70%；合并滑膜皱襞卡压的患者比例占总患者的37%，合并髌下滑膜皱襞增生的占21%；滑膜肿胀相对较少，仅占11%。相比于正常的滑膜组织，失去弹性的滑膜皱襞可压迫软骨，加重关节软骨面软化糜烂。

2.软骨损伤

软骨损伤是KOA的主要特征。KOA的主要决定因素是衰老、遗传易感性、代谢综合征或创伤。软骨中通常会发生炎症通路的激活，软骨细胞通过产生可导致软骨损伤和邻近关节组织改变的炎症介质，形成KOA进展的恶性循环。

软骨损伤可分为四级：1级为软骨肿胀或软化，2级为软骨纤维化，3级为软骨深部溃疡（>50%），4级为软骨下骨裸露。关节软骨退变在髌骨或股骨髁应力负重区更严重，表现为皱纹状膨胀隆起、关节软骨龟裂、斑片状剥脱。软骨下骨裸露呈弹坑状、鹅卵石路面样或搓衣板状。

研究发现，髌骨关节面（36%）和股骨内侧髁（34%）是软骨病变的最常见部位，而胫骨内侧平台（6%）是最不常见部位。基于关节镜下分级（Outerbridge分级），2级是软骨损伤最常见的级别（42%）。软骨损伤主要集中在股骨内髁靠近髁间处，呈前后椭圆形，而股骨内髁的髁间侧与胫骨髁间隆起的内侧相对，这可能与膝关节伸展末期的自动旋转有关，由此可以推测软骨损伤可能是从股骨内侧髁的髁间侧开始的。

研究表明，关节镜下有软骨剥脱症状的KOA患者占总体KOA患者的34%，剥脱区分别位于股骨、髌骨和胫骨平台。而出现软骨下骨显露的患者占比是31%，软骨纤维化的患者仅占14%。研究证明，退行性半月板撕裂，其中包含水平半月板撕裂和复杂半月板撕裂，与膝关节软骨退行性变之间存在显著相关性。由此可以推断，关节软骨损伤与半月板损伤有一定的关联。

3. 半月板损伤

研究发现，几乎所有 KOA 患者均存在不同程度的半月板损伤退变的镜下表现。半月板损伤程度与关节软骨破坏程度明显呈正相关，半月板磨损后粗糙变薄局部出现龟裂，游离缘呈犬齿样残缺，刺激滑膜增生，对应软骨 I 度退变；在磨损基础上不同范围的裂伤，表现为瓣样裂伤、桶柄样撕裂、水平分层或复合裂，波及半月板的各区，对应软骨 II～III 度退变；半月板大部分缺失、松动，关节液混浊，镜下不能看到半月板的全部，对应软骨为 IV 度改变。

研究发现半月板损伤多为半月板退行性撕裂，损伤多位于体后部及前角，并且内侧半月板损伤较为常见，也可内外侧同时受累。有研究证实，在关节镜下，内侧半月板周围滑膜表现异常，即在反应性和炎症方面表现异常，并且与正常滑膜相比可能有更严重的软骨病。该研究还表明，内侧半月板周围滑膜炎症可以预测随后内侧软骨的退化增加。

半月板损伤多发生在与关节软骨损伤相对应的部位，表现为半月板变薄、绒毛增生、游离缘毛糙或犬齿样，有的前角卷曲、撕裂呈纤维束条状损伤。

在 KOA 患者中，出现半月板损伤的患者占总体患者的 33%。在半月板损伤的类型中，磨损占总体 KOA 患者的 25%，而磨损合并撕裂占比是 20%，其他表现还有表面滑膜增生覆盖、变薄、松弛和囊肿。如果出现软骨下骨显露，往往伴有同侧同间隙的明显半月板破裂损伤，主要破裂形式有瓣状破裂、碎裂分叶、破碎缺损、分层卷曲、角部束状破裂和混合型等，甚至有的破裂半月板翻起如"草团"嵌于关节间隙内造成交锁。有研究指出，关节镜检查不仅可以确认临床诊断和检测盘状半月板相关撕裂，还可以在必要时进行伴随治疗。研究发现，620 名患者中的 43% 在因半月板症状接受关节镜检查时被诊断为至少早期 KOA。大部分此类患者在至少一个膝关节室有 ICRS 3～4 级病变（图 2-15）。

4. 关节内游离体

关节内游离体较其他表现略少，仅占总体 KOA 患者的 22%。在关节游离体中，滑膜软骨瘤占总体 KOA 患者的 15%，其他的关节内游离体有软骨碎片、滑膜碎片和囊状物。有研究通过对关节镜下膝关节腔内的滑膜、骨、软骨、半月板及韧带等组织形成和变化的观察，找出形成游离体的原因。KOA 游离体在关节镜下不规则，表面粗糙，可见骨质成分。滑膜软骨瘤病的游离体形态扁平或圆钝，表面光滑，色泽瓷白，其病理特点是滑膜下的结缔组织内有透明软骨形成，呈大小和

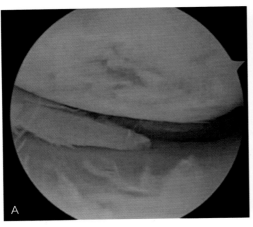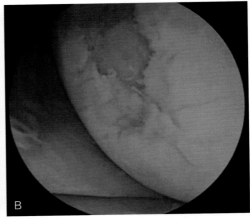

▲ 图 2-15　右膝内侧腔室的关节镜照片

A. 慢性不可修复半月板撕裂和 ICRS 4 级软骨损伤；B. ICRS 4 级软骨损伤

形态不等的结节，数目不定，其脱落后成为关节内游离体。当在关节镜下发现游离体而关节软骨面上未发现有软骨缺损，同时滑膜上可见到多个软骨结节时，可诊断为滑膜软骨瘤病。

5. 脂肪垫肥大、卡压

髌下脂肪垫（infrapatellar fat pad，IFP）（或 Hoffa 脂肪垫）是膝关节中的一种囊内和滑膜外脂肪组织结构。正常的髌下脂肪垫以弹力纤维为网状支架，填充于髌骨、股骨髁下部、胫骨平台前上缘和髌韧带之间，与髌韧带的后面结合疏松，但与髌骨下缘紧密连结有衬垫和润滑作用。当股四头肌收缩时，关节内压力升高使得髌下脂肪垫填充于关节腔前部的多余空间，以限制膝关节过度活动，防止摩擦和刺激吸收震荡。

当 KOA 发生时，脂肪垫及滑膜出现水肿、充血、增生、肥大等慢性无菌性炎症反应，导致发生 Hoffa 病。Hoffa 病即髌下脂肪垫挤夹综合征，是各种原因（外伤、磨损、炎症等）导致的髌下脂肪垫水肿、增生，引发胫股关节或髌股关节形成挤夹或撞击，出现一系列临床症状，由德国外科医师 Hoffa 在 1904 年首先报道并命名。关节内脂肪垫肥大很常见，仅次于滑膜充血增生。研究发现，70% 的 KOA 患者的膝关节镜检查中发现了脂肪垫肥大的现象，而继发脂肪垫卡压患者也占总患者的 49%。由此可知，脂肪垫卡压多继发于脂肪垫肥大，并且情况更为严重。关节镜检查可见髌下脂肪垫体积增大，可将半月板前角覆盖，脂肪垫表面滑膜充血或纤维化。脂肪垫的舌状瓣向髌股关节或胫股关节嵌入。舌状瓣末端可见明显的受压迹象，体积变小，变薄，血管纹理消失，呈片状纤维化。被动伸屈膝关节可见脂肪组织在髌股或胫股关节间挤压或撞击。有时可见挤夹部位髌股关节的软骨损害。

6.骨质增生及骨赘形成

据报道，通过 MRI 分析，89% 的 K-L 分级中 0 级中年人群存在膝骨关节炎的表现，并且骨赘是所有参与者中最常见的异常。骨赘由位于关节软骨边缘附近的滑膜间充质干细胞或骨膜细胞发育而来，然后在类似于软骨内骨化的过程中形成。然而，骨赘的作用尚未得到充分研究，包括 TGF-β 和 BMP-2 在内的某些生长因子会促进骨赘形成并导致软骨下硬化。

在老年人群中，女性 KOA 的患病率高于男性，并且女性的骨赘体积普遍比男性大。雌激素缺乏可能对 KOA 中软骨下骨和骨赘的产生有影响，雌激素水平可能与骨赘形成有关。研究发现，关节内存在骨质增生及骨赘形成的 KOA 患者占总 KOA 患者的 40%，骨质增生及骨赘形成主要位于髁间窝、股骨髁及髌骨等部位。关节韧带肌腱附着处骨质增生明显，关节边缘锐利，呈骨刺状突起（骨赘），尖端指向外方；上下关节面的骨刺常常靠拢如唇状，可形成骨桥。

（二）关节镜下分级

关节镜检查是评估关节腔内软骨损伤的理想工具。研究表明，膝骨关节炎的放射学分级与关节镜下软骨损伤证据之间的相关性很差。目前关节镜检查仍然是唯一可以直接观察关节软骨和相邻结构或进行可视化放大的技术，并能够直接评估软骨的物理特性，包括软骨损伤的深度、长度、宽度这三个维度。其还能可视化半月板的损伤情况、滑膜血管翳增生情况、关节内脂肪垫增生情况等。研究发现，即使在 KOA 的早期也经常有滑膜活化的迹象，主要表现为滑膜炎和滑液增多。此外，有研究推断退行性半月板撕裂可能与早期 KOA 有关。而对于软骨病变，有研究发现，44.8% 的关节软骨变化在股骨内侧髁，31.2% 位于股骨外侧髁，25.6% 的患者同时存在外侧和内侧软骨病变。其中软骨损伤分级包括较为经典的 Beguin 和 Locker 分级（表 2-6 和图 2-16）、Outerbridge 分级（表 2-7 和图 2-17），以及在此基础上衍生的 SFA 系统（表 2-8，图 2-18 和图 2-19），包括 SFA 评分（SFA Scoring System）和 SFA 评级（SFA Grading System），还有较新的 ICRS 分级（表 2-9，图 2-20 和图 2-21）。这些评估系统大部分同时考虑到软骨病变的定位、大小和深度。研究表明，膝关节软骨分级的许多方面是可重复且可靠的。

Beguin 和 Locker 分级仅考虑病变的深度，并给出关节软骨表面外观的定性信息，但是没有提供软骨损伤的定量方法。尽管在过去的几十年里，

Outerbridge 分级系统在临床和研究环境中得到广泛应用，但仍有一些局限性，Outerbridge2 级和 3 级的判断标准中不包括病变深度的描述。此外，验证 Outerbridge 分级系统可靠性的研究数量相对较少。然而，软骨病变的 SFA 评分可能更适合检测软骨病严重程度随时间的微小变化。

（三）关节镜下分级系统的局限性

关节镜检查是最常用的骨科手术类型，而膝关节是迄今为止关节镜应用最为广泛的关节。目前，膝关节镜仍然被认为是评估 KOA 中滑膜、软骨、半月板等变化的"金标准"，并且由于关节镜的直观、方便操作、手术难度小，关节镜手术经常被用来治疗一些半月

表 2-6 Beguin 和 Locker 分级标准	
名 称	关节软骨分级和表面表现
Beguin 和 Locker（图 2-16）	• 0 级：正常软骨 • 1 级：软化、肿胀 • 2 级：表浅裂隙（髌骨"天鹅绒样"变） • 3 级：深部裂隙达到软骨下骨 • 4 级：软骨下骨显露

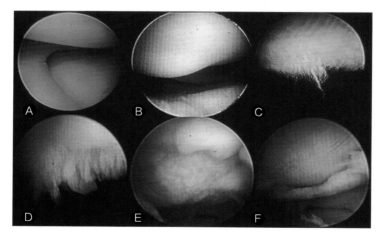

◀ 图 2-16 Beguin 和 Locker 分级
A. 0 级，正常软骨与半月板；B. 1 级，股骨外侧髁肿胀；C. 2 级，髌骨的"天鹅绒样"变；D. 3 级，髌骨的"蟹肉样"变；E. 3 级，股骨内侧髁深部溃疡；F. 4 级，股骨内侧髁软骨下骨显露

表 2-7 Outerbridge 分级标准			
名 称	关节软骨分级和表面表现	直 径	位 置
Outerbridge（图 2-17）	• 1 级：软化和肿胀 • 2 级：分裂和裂隙 • 3 级：分裂和裂隙 • 4 级：软骨侵蚀至骨	• 1 级：无 • 2 级：< 0.5 英寸（1.27cm） • 3 级：> 0.5 英寸（1.27cm） • 4 级：无	最常从髌骨内侧开始；后来延伸到股骨髁间区域的外侧小面"镜像"病变；上界为股骨内侧髁

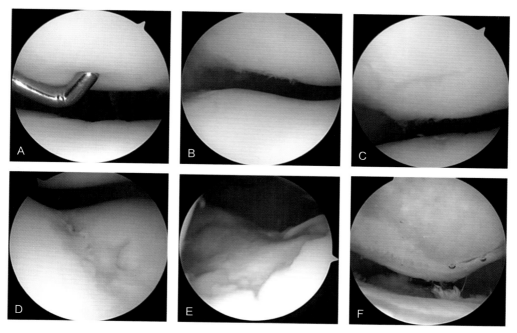

▲ 图 2-17　关节镜图像展示 Outerbridge 分类等级的示例
A. 1 级；B 和 C. 2 级；D. 3 级；E 和 F. 4 级

表 2-8　SFA 分级标准及评分标准			
SFA 分级（图 2-18）		SFA 评分（图 2-19）	
关节软骨表面表现和分类	位　　置	评　　分	位　　置
<ul><li>深度</li><li>0 级：正常软骨</li><li>1 级：软骨软化症，包括有或没有肿胀的软化</li><li>2 级：软骨显示出单个或多个表面裂缝，使表面呈现"天鹅绒般"的外观，2 级还包括表面侵蚀。裂隙和侵蚀没有到达软骨下骨，其中损伤小于厚度的一半</li><li>3 级：软骨表面有很深的裂缝，一直到软骨下骨，不能直接看到，但可以用关节镜探头触摸到</li><li>4 级：软骨下骨显露，骨表面完整或有空洞</li></ul>	定义的区域包括髌骨、滑车、股骨内侧髁、胫骨内侧平台、股骨外侧髁和胫骨外侧平台	<ul><li>SFA 评分是记录为"0"和"100"之间的连续变量，其中，0 表示没有软骨病，100 表示骨的总显露。每个隔间的得分如下：</li><li>SFA 评分 =A+B+C+D</li><li>A=1 级病变尺寸乘 0.14</li><li>B=2 级病变尺寸乘 0.34</li><li>C=3 级病变尺寸乘 0.65</li><li>D=4 级病变尺寸乘 1.00</li><li>尺寸（%）= 股骨内侧髁和胫骨内侧平台（胫骨内侧骨间室）、股骨外侧髁和胫骨外侧平台（胫骨外侧骨间室）或滑车和髌骨的平均表面百分比</li><li>其中 1、2、3、4 级病变定义为 SFA 分级定义</li></ul>	定义的区域包括髌骨、滑车、股骨内侧髁、胫骨内侧平台、股骨外侧髁和胫骨外侧平台

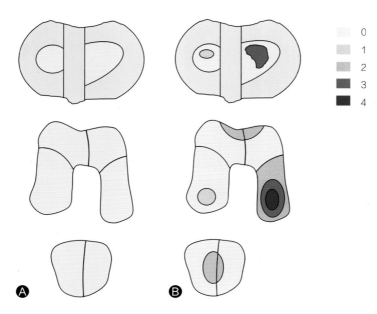

◀ 图 2-18 关节镜检查期间观察到的软骨损伤的图表（A）；记录软骨表面情况、病变等级和定位示例（B）

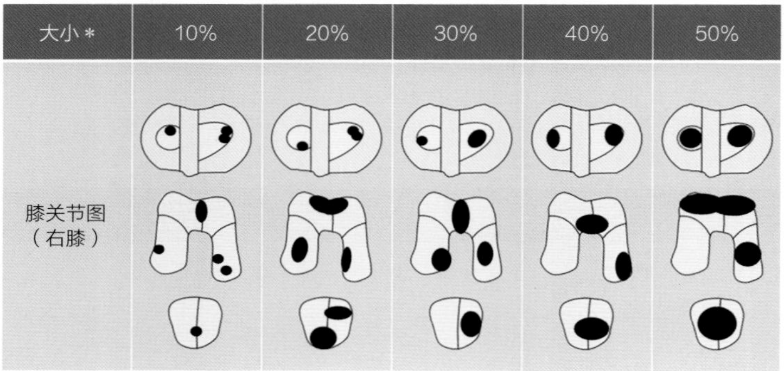

大小 *	10%	20%	30%	40%	50%
膝关节图（右膝）					

◀ 图 2-19 膝关节软骨损伤示意图
* 每个点代表每个关节表面软骨损伤的百分比

表 2-9 ICRS 分级标准	
名 称	关节软骨表面表现和分类
ICRS（图 2-20，图 2-21）	• 0 级：正常软骨 • 1 级：出现软压痕和（或）表面裂缝和裂纹 • 2 级：病变延伸未达到软骨深度的 50% • 3 级：病变延伸超过软骨深度的 50% • 4 级：表示软骨下骨缺损

板损伤的患者。由于关节镜技术的成熟，可以很大程度上避免完全显露关节腔，减少感染并发症的可能。但是

用于 KOA 治疗的关节镜手术，包括滑膜清理术、软骨重建术、半月板重建术、关节腔灌洗术等，在研究中被报道似

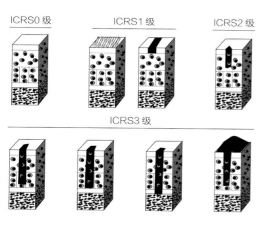

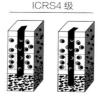

◀ 图 2-20　ICRS 分级中透明软骨损伤分级标准

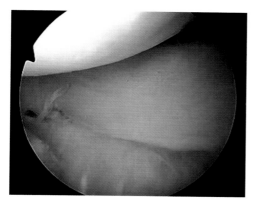

▲ 图 2-21　胫骨（ICRS 2 级）和股骨（ICRS 0 级）关节镜检查

乎对 KOA 疼痛的缓解效果不明显。有研究分析得出结论，单独关节灌洗及与类固醇注射相结合，不会对膝骨关节炎患者产生相关益处。

有研究认为，X 线相比于关节镜检查更有优势，X 线是一种足够可靠且足够诊断膝骨关节炎的成像技术，并且无须进一步成像，例如 MRI 扫描。随着关节镜检查变得不那么普遍，通过成像很好地表示膝骨关节炎的状况变得越来越重要。对关节镜检查的支持是在许多系

统评价之后得出的结论，即膝关节镜检查在长期疼痛和功能方面几乎没有益处。

关节镜下对于软骨损伤的分级也有一定的局限性。第一，在病灶大小的测量中，关节镜下测量的主观性较强，几乎由关节镜医师个人判断，尽管有关节镜下标尺，但是由于肉眼差异和标尺结构误差，常会导致测量结果与实际相差较大，影响病情评估；第二，如果放大用于评估软骨病变严重程度的图像可能会影响对病变大小测量的准确度；第三，在关节镜检查中可直观地评估宏观外观和组织量，但它对关节组织内在分子变化不敏感。这些问题在以后的临床和科研工作中有待进一步解决。

六、病理分级

KOA 被认为是由炎症和代谢等多因素导致的慢性进行性关节疾病，以关节软骨退行性变为突出的病理变化。在 KOA 中，除了对关节软骨的破坏外，

滑膜和软骨下骨等关节内结构也均会受到不同程度的影响。

（一）关节内组织大体观

大体观显示，关节软骨表面光滑、有光泽，呈瓷白色（图2-22A），而老年时则呈黄色。随着KOA的疾病进展，膝关节的软骨结构会出现不同程度的改变。大体标本显示，在KOA发病早期，关节软骨失去原有光泽，呈现出淡黄色，继而表面变得粗糙，局部发生软化，失去弹性。随着活动时的磨损，软骨可碎裂剥脱，并造成缺损，甚至显露出软骨下骨（图2-22B）。

同时也可观察到滑膜炎的改变：内膜细胞增殖和增生，伴随中度炎症细胞浸润和新血管生成（图2-22C），主要发生在关节韧带后方和髌上区。此外，可以观察到滑膜组织增厚，厚度与炎症细胞浸润程度明显相关。与此同时，在负重较多的部位，软骨下骨骨密度增加，骨小梁增粗，呈现出"象牙质改变"（图2-22D）。而周围负重较少的部位，软骨下骨骨质萎缩，出现囊性改变。软骨下骨随着生物应力的变化不断塑形改建。骨小梁不断破坏吸收，使囊腔扩大，周围发生成骨反应而形成硬化。

（二）显微病理

组织学检测是用以评估KOA进展和治疗效果的重要方法。但由于组织

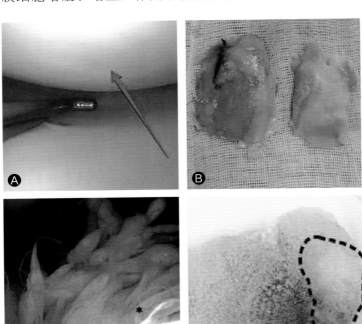

◀ 图2-22　正常人和膝骨关节炎（KOA）患者软骨、滑膜和软骨下骨

A. 关节镜下，健康膝关节软骨；B. KOA终末期股骨髁，关节软骨呈黄色，出现退行性改变，严重磨损；C. KOA患者关节镜术中观察到增生变厚的滑膜及血管翳；D. KOA患者软骨下骨骨密度增加，骨质硬化软骨下骨呈现出"象牙质改变"

病理检测为有创检查,因此临床工作中 KOA 的诊断、进展监测和疗效评价更多借助 X 线和 MRI 等影像检查结合查体来完成,但其在科研领域应用更为广泛。KOA 作为一种全关节疾病,广泛累及关节内的组织结构。本部分主要从软骨、滑膜和软骨下骨三方面对其病理学特征进行阐述。

1. 染色方法

膝关节常用的组织切片染色方法包括 HE 染色、番红 O- 固绿、免疫组化染色等。

(1) HE 染色:HE 染色是一种经典的染色方法,可用于观察软骨、滑膜、软骨下骨。正常关节软骨 HE 染色切片中,软骨表面光滑,可显示出完整的四层结构(表层、形成层、辐射层和钙化层),潮线清晰(图 2-23A)。在 KOA 软骨组织标本中,HE 染色可见软骨的完整性受到破坏,表面粗糙不平,出现裂隙、缺损等,软骨细胞形态和排列发生改变(图 2-23B)。此外,HE 染色还可用于初步观察胶原纤维的走行和结构情况。

HE 染色在滑膜炎评价中同样起到重要的作用。健康的滑膜组织只出现一层衬里细胞,并且间质细胞排列均匀(图 2-23C);而 KOA 患者的滑膜多存在衬里细胞层增厚,间质细胞增生和炎症浸润(图 2-23D)。

健康的软骨下骨 HE 染色可见均一排布的骨小梁及完整的潮线。在 KOA 发病过程中,软骨下骨会出现骨小梁增厚,潮线破坏,血管增生等征象。这些在 HE 染色中均有体现。

(2) 番红 O- 固绿染色:番红 O 染色是软骨细胞或软骨组织的一种特异性染色方法,一般与固绿染料同时使

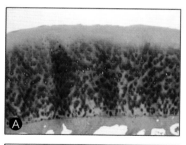
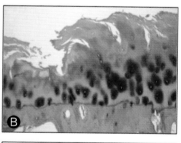
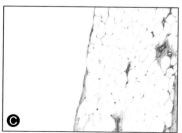
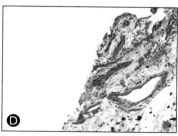

◀ 图 2-23 正常人和 KOA 患者骨 - 软骨和滑膜

A. 健康关节软骨和软骨下骨,HE 染色(100×);B. 损伤关节软骨和软骨下骨,HE 染色(200×);C. 健康滑膜组织,HE 染色(200×);D.KOA 患者滑膜组织,HE 染色(200×)

用作为背景颜色。其原理在于嗜碱性的软骨与碱性染料番红 O 结合呈现红色。番红 O 是一种结合多阴离子的阳离子染料，其显示软骨是基于阳离子染料与软骨基质蛋白聚糖中阴离子基团结合。番红 O 着色与阴离子的浓度近似成正比关系，间接反映基质中蛋白多糖的含量和分布。通过图像分析软件可对番红 O 染色的软骨基质进行定量分析。KOA 患者软骨受到损伤，软骨中的蛋白聚糖丢失，使基质成分分布不均匀，从而导致番红 O 淡染或不着色（图 2-24）。但这种染色方法无法区分具体被染色的蛋白聚糖种类。

（3）免疫组化：免疫组化是应用抗原抗体反应的免疫学原理，即抗原与抗体特异性结合，通过化学反应使标志物抗体显色，来确定组织细胞内抗原（多肽和蛋白质），对其进行定位、定性及相对定量的研究。

KOA 疾病的进展过程中，Ⅱ 型胶原纤维表达下降，Ⅰ 型胶原纤维表达升高是关节软骨细胞基质的典型变化。同时，还会伴有 MMP-13、ADAMTS-5 等炎症介质的升高。这些都可以通过免疫组化技术进行检测，评价其损伤程度。

2. 分级标准

（1）关节软骨：关节软骨常用的评分系统包括 HHGS 系统和 OOCHAS 系统。

Mankin 等于 1971 年提出了组织化学评分系统（histochemical grading system，HHGS），从软骨结构、软骨细胞改变、番红 O- 固绿染色和潮线完整性评估软骨质量，最高分 14 分，最低分 0 分（表 2-10）。HHGS 系统易于操作，在研究中得到了大量应用。但其尚存在如下缺点：① HHGS 系统由于基于晚期膝骨关节炎患者的软骨标本，并不适用于膝骨关节炎早期；② HHGS 系统更侧重用于关节软骨损

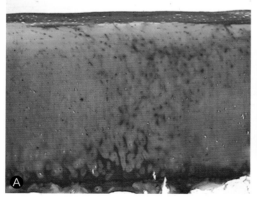 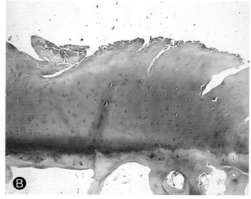

▲ 图 2-24　A. 健康人软骨，番红 O- 固绿染色（100×）；B. KOA 人软骨损伤区，番红 O- 固绿染色（100×）

伤分级，而无法进行软骨损伤分期，因此同一部位的软骨呈现多种状态时，评价会出现困难；③不同的观察者利用 HHGS 系统进行评估时，结果之间存在较大的偏倚。

表 2-10　Mankin 组织化学评分系统	
观察项目	积　分
软骨结构	
正常	0
表面不规则	1
表面不规则及血管翳	2
裂隙深达软骨移行层	3
裂隙深达软骨放射层	4
裂隙深达软骨钙化层	5
结构完全破坏	6
软骨细胞	
正常	0
弥漫性血管数量增多	1
增生性细胞簇	2
细胞数量减少	3
番红 O- 固绿染色	
正常	0
轻度减弱	1
中度减弱	2
重度减弱	3
未显色	4
潮线	
完整	0
有血管穿越	1

为改进 HHGS 系统的缺点，国际骨关节炎研究学会（Osteoarthritis Research Society International，OARSI）引入了软骨组织病理学评估系统（osteoarthritis cartilage histopathology assessment system，OOCHAS）。该系统遵循癌症病理评估广泛使用的概念类比，以等级增加（KOA 深度进展到软骨）类比更具生物侵略性的疾病进展，并增加了分期（无论底层等级如何，只评估关节软骨的一侧内的损伤累积水平）。评分总体包括膝骨关节炎高级评分法（0～6 级）和阶段评估（0～4 级），以及代表膝骨关节炎的严重程度和范围的半定量评分法（0～24 分）（表 2-11 至表 2-13，图 2-25）。

因此，OOCHAS 纳入了水平方向软骨损伤程度和垂直方向软骨损伤深度作为标准，能够更可靠地评估特定 KOA 软骨之间的差异，也更加适合评价早期 KOA，并且观察者评估结果之间的偏倚较少。

(2) 滑膜：组织病理学滑膜炎评分也称 Krenn 滑膜炎评分（表 2-14），由 Krenn 教授于 2002 年提出，自第一次提出并随后补充完善，现已在国内和国际上被广为认可，用于滑膜炎的组织病理学评估。

该评分以分级的方式评估滑膜炎的免疫学和炎症性变化，通常运用于诊断性组织病理学评分。评分结果为对滑膜衬里细胞层厚度、间质细胞密

表 2-11 OOCHAS 高级评分法

一级（主要特征）	次级（可选择）	联合参考条件（组织反应）
0 级：表面完整，软骨完整	无	完整
1 级：表面轻微磨损、水肿或细胞增生	• 1.0 细胞正常 • 1.5 细胞死亡	• 细胞外基质：表面区域完整水肿和（或）纤维化 • 细胞：增生，肥大，不局限于表浅纤维化
2 级：表面不连续	• 2.0 纤维化穿过软骨表面 • 2.5 表面磨损，表层内基质丢失	• 同 1 级 • + 表层区域不连续 • ± 阳离子染料在基质无染色（番红 O 或甲苯胺蓝）软骨的上 1/3 段（中段） • ± 软骨素染色不规则
3 级：出现垂直裂纹	• 3.0 轻微裂痕 • 3.5 出现分支 / 复杂的裂殖	• 同 1 级 • ± 软骨的下部 2/3（深区）无染色（番红 O 或甲苯胺蓝） • ± 新的胶原蛋白形成（偏振光显微镜，番红 O 染色）
4 级：出现软骨侵蚀	• 4.0 浅层出现分层 • 4.5 中层出现破坏	• 软骨基质丢失，软骨基质内囊肿形成
5 级：出现软骨层剥落	• 5.0 软骨下层表面完整 • 5.5 表面存在修复组织	• 表面是硬化性骨或修复组织，包括纤维软骨
6 级：关节畸形	• 6.0 关节边缘骨赘 • 6.5 关节边缘和中央出现骨赘	• 骨重塑 • 关节表面轮廓变形 • 包括：微裂缝和出现修复

表 2-12 OOCHAS- 阶段评估

阶 段	受累部位占比（表面、区域和体积）
0 级	无肉眼可见膝骨关节炎病变
1 级	< 10%
2 级	10%~25%
3 级	25%~50%
4 级	> 50%

表 2-13 OOCHAS- 半定量评分法

等级	阶 段			
	S1	S2	S3	S4
G1	1	2	3	4
G2	2	4	6	8
G3	3	6	9	12
G4	4	8	12	16
G5	5	10	15	20
G6	6	12	18	24

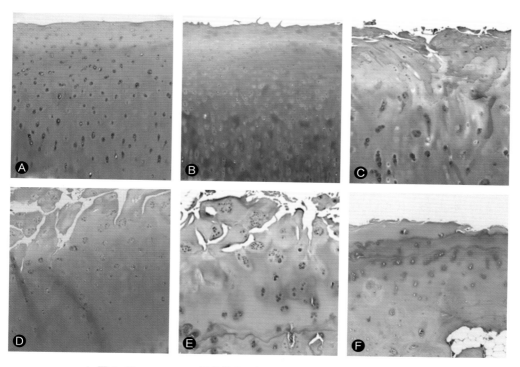

▲ 图 2-25　**OOCHAS 评价软骨缺损分级（番红 O- 固绿染色，100×）**

A. 0 级，表面完整，软骨形态完整；B. 1 级，表面轻微磨损、水肿或细胞死亡或细胞增生；C. 2 级，表面不连续；D. 3 级，表面出现垂直裂纹；E. 4 级，软骨层侵蚀；F. 5 级，软骨层剥脱

表 2-14　Krenn 滑膜炎评分	
滑膜衬里细胞层增生	
0	• 衬里细胞排列成 1 层
1	• 衬里细胞排列成 2～3 层
2	• 衬里细胞排列成 4～5 层，少量多核细胞出现
3	• 衬里细胞形成 5 层以上，衬里可能出现破裂，可能有多核细胞
间质细胞密度	
0	• 滑膜间质显示正常细胞数量
1	• 细胞数量轻微增加
2	• 细胞数量中度增加，可能出现多核细胞
3	• 细胞数量明显增加，出现多核巨细胞，血管形成和类风湿肉芽肿
炎症浸润	
0	• 无炎性浸润
1	• 少数主要位于血管周围的淋巴细胞或浆细胞
2	• 大量的淋巴细胞或浆细胞，有时形成滤泡样聚集物
3	• 密集的炎症浸润带或大量大的滤泡样聚集物

度和炎症浸润的半定量评价（正常 0 分、轻度 1 分、中度 2 分、重度 3 分）（图 2-26）。在此基础上，该疾病分为低级别滑膜炎（1～4 级）和高级别滑膜炎（≥ 5 级）。因此，通过滑膜炎评分，可以区分退行性 / 创伤后疾病（低级别滑膜炎）和炎症性风湿性疾病（高级别滑膜炎），灵敏度为 61.7%，特异度为 96.1%。根据 ROC 分析（AUC=0.8～0.9）的诊断准确性较好。

（3）软骨下骨：KOA 的组织学评分多集中在软骨和滑膜病理上，软骨下骨的改变通常可通过 X 线、CT 平扫加三维重建等影像技术来反映。最近，Koushesh 等报道了一种骨关节炎骨评分（osteoarthritis bone score，OABS），用来描述 KOA 相关的软骨下骨改变（表 2-15）。

与 BML 组织相关的软骨下特征是囊肿、纤维化、血管增生、软骨岛、骨小梁增厚、潮线标志物完整性的丧失和炎症细胞浸润。PGP9.5 免疫反应性血管周围神经与 BML 相关。OABS 作为一种测量工具表现良好，具有良好

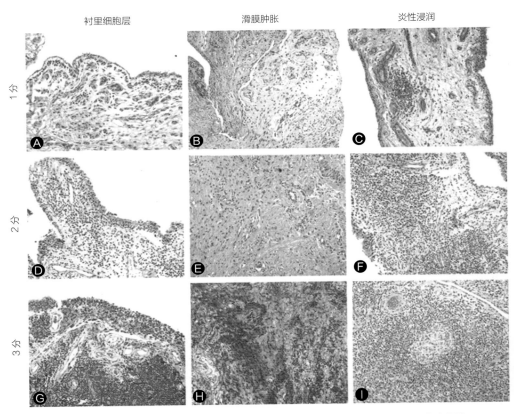

▲ 图 2-26　增生的衬里细胞层（A、D、G）、滑膜间质的细胞密度（B、E、H）和炎症浸润（C、F、I），从上到下逐渐增加（HE 染色）

表 2-15　OABS 评分系统	
病理特征	等　级
囊肿	
不存在	0
存在	1
纤维化（骨髓间隙内的纤维化结缔组织）	
不存在	0
存在	1
血管（评价软骨下骨区域内的血管数量）	
正常（≤ 15）	0
增加（≥ 16 个）	1
软骨岛	
不存在	0
存在	1
骨小梁增厚（超过 2 个骨小梁＞ 200μm 宽）	
正常	0
增厚	1
潮线完整性	
完整	0
至少有一条血管穿过	1
炎症（细胞浸润）	
不存在	0
存在	1
总计	7

囊肿：含有液体的薄壁空腔
纤维化：骨髓间隙内存在纤维结缔组织
血管：包含平滑肌或红细胞的环状或线性结构
软骨岛：细胞外基质被番红 O- 固绿染色或 HE 染色为粉红色，含有软骨细胞样的单个核细胞
骨小梁增厚：每节面至少有两个骨小梁，其中骨小梁增厚，最宽处定义为＞ 200μm。在软骨 - 骨交界处以下 1mm 内评估骨小梁的厚度
潮汐标志的完整性：至少有一个血管突破潮汐标志
炎症：每个切片中至少有一个区域的骨髓间隙的多细胞纤维血管浸润，包含巨噬细胞、淋巴细胞、中性粒细胞、嗜酸性粒细胞、浆细胞或组织细胞中的一种或全部内容

的可靠性（克朗巴哈系数 0.68），具有两个因素结构（小梁 / 非小梁），并且两个因素之间存在中度相关性（r=0.56，95%CI 0.46～0.65）。

不同区域的 KOA 软骨、滑膜和软骨下骨组织染色见图 2-27。

KOA 的大体改变对于查体和术中判断具有重要的意义。其组织病理学评价也提供了 KOA 不同进展阶段关节内组织结构（软骨、滑膜和软骨下骨等）的特征谱，为我们理解疾病进展和研究发病机制提供了有力的帮助。

七、结论与展望

临床用于诊断 KOA 的影像学方法有 X 线、MRI、超声和关节镜检查等。X 线是临床诊断 KOA 最常用的影像学方法，但其对早期 KOA 的诊断容易出现误诊、漏诊等情况，无法反映临床症状的严重性，同时也无法对病变部位进行准确的定位。MRI 检查对组织的对比性强、空间分辨率高，对软骨、半月板、滑膜和韧带等的病变显示灵敏度和特异度高，能够为临床诊断膝骨关节炎提供可靠的参考依据，但 MRI 较为高昂的价格影响了其对于 KOA 早期诊断方面的广泛应用。超声可提供早期的膝关节软组织病理变化（如肌肉、滑膜、半月板损伤及腘窝囊肿等），但缺乏评估标准，还是难以实现对 KOA 进展过程中软骨损伤及骨赘形成的评估。虽然关节镜检查是诊断

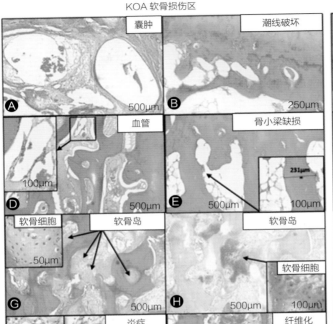
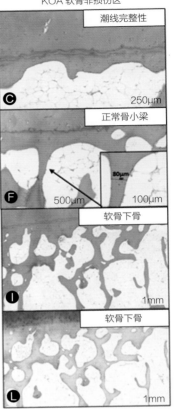

▲ 图 2-27　不同区域的 KOA 软骨、滑膜和软骨下骨组织染色。A、B、D、E、G、H、J、K 为 KOA 患者 BML 区域骨 - 软骨组织，C、F、I、L 为非 BML 区域骨软骨组织

A. 软骨下骨囊肿；B 和 C. 潮线完整；D. 血管增生；E. 骨小梁增厚；F. 骨小梁正常；G 和 H. 软骨岛；I 和 L. 软骨下骨破坏；J. 炎症细胞浸润；K. 纤维化

A 至 G、I 至 K 为 HE 染色；H 和 L 为番红 O- 固绿染色

组织病变的"金标准"，但是关节镜本身的有创性和结果判断的主观性限制了其作为临床常用诊断工具。未来通过分子影像学的方法显示膝关节内细胞、分子及基因水平的变化，对体内特定的靶点进行分子水平的无创化成像有望对于 KOA 的疾病进展和病理生理过程提供更丰富的见解。

目前对于 KOA 的病理生理过程仍未完全理解清楚，同时也缺乏较有效的早期诊断手段。因此，探究 KOA 的病理过程，同时在疾病的不同阶段使用对应的诊断方法以明确疾病进展仍充满了挑战。

参考文献

［1］ Glyn-Jones S, Palmer AJ, Agricola R, et al.Osteoarthritis[J].Lancet, 2015, 386(9991):376-87.

［2］ Forestier R, Francon A, Briole V, et al.Prevalence of generalized osteoarthritis in a population with knee osteoarthritis[J].Joint Bone Spine, 2011, 78(3):275-8.

［3］ Sharma L.Osteoarthritis of the Knee[J].N Engl J Med, 2021, 384(1):51-9.

［4］ Hunter DJ, McDougall JJ, Keefe FJ.The symptoms of osteoarthritis and the genesis of pain[J].Med Clin North Am, 2009;93(1):83-100.

［5］ Neogi T.The epidemiology and impact of pain in osteoarthritis[J].Osteoarthritis Cartilage, 2013, 21(9):1145-53.

［6］ Sasaki E, Tsuda E, Yamamoto Y, et al.Nocturnal knee pain increases with the severity of knee osteoarthritis, disturbing patient sleep quality[J].Arthritis Care Res (Hoboken), 2014, 66(7):1027-32.

［7］ Sellam J, Berenbaum F.The role of synovitis in pathophysiology and clinical symptoms of osteoarthritis[J].Nat Rev Rheumatol, 2010, 6(11): 625-35.

［8］ Crossley KM, Stefanik JJ, Selfe J, et al.2016 Patellofemoral pain consensus statement from the 4th International Patellofemoral Pain Research Retreat, Manchester.Part 1:Terminology, definitions, clinical examination, natural history, patellofemoral osteoarthritis and patient-reported outcome measures[J].Br J Sports Med, 2016, 50(14):839-43.

［9］ Gaitonde DY, Ericksen A, Robbins RC.Patellofemoral Pain Syndrome[J].Am Fam Physician, 2019, 99(2):88-94.

［10］ O'Neill TW, Felson DT.Mechanisms of Osteoarthritis (OA) Pain[J].Curr Osteoporos Rep, 2018, 16(5):611-6.

［11］ Fu K, Robbins SR, McDougall JJ.Osteoarthritis:the genesis of pain[J].Rheumatology (Oxford), 2018, 57(suppl_4):iv43-iv50.

［12］ Heppelmann B, McDougall JJ.Inhibitory effect of amiloride and gadolinium on fine afferent nerves in the rat knee:evidence of mechanogated ion channels in joints[J].Exp Brain Res, 2005, 167(1):114-8.

［13］ Schaible HG, Richter F, Ebersberger A, et al.Joint pain[J].Exp Brain Res, 2009, 196(1):153-62.

［14］ Conaghan PG, Cook AD, Hamilton JA, et al.Therapeutic options for targeting inflammatory osteoarthritis pain[J].Nat Rev Rheumatol, 2019, 15(6):355-63.

［15］ Finnerup NB, Haroutounian S, Kamerman P, et al.Neuropathic pain:an updated grading system for research and clinical practice[J].Pain, 2016, 157(8):1599-606.

［16］ Zhang RX, Ren K, Dubner R.Osteoarthritis pain mechanisms:basic studies in animal models[J].Osteoarthritis Cartilage, 2013, 21(9):1308-15.

［17］ Ivanavicius SP, Ball AD, Heapy CG, et al.Structural pathology in a rodent model of osteoarthritis is associated with neuropathic pain:increased expression of ATF-3 and pharmacological characterisation[J].Pain, 2007, 128(3):272-82.

［18］ Jones A, Hopkinson N, Pattrick M, et al.Evaluation of a method for clinically assessing osteoarthritis of the knee[J].Ann Rheum Dis, 1992, 51(2):243-5.

［19］ Pirosa A, Tankus EB, Mainardi A, et al.Modeling In Vitro Osteoarthritis Phenotypes in a Vascularized Bone Model Based on a Bone-Marrow Derived Mesenchymal Cell Line and Endothelial Cells[J].Int J Mol Sci, 2021, 22(17):9581.

［20］ Konisti S, Kiriakidis S, Paleolog EM.Hypoxia-a key regulator of angiogenesis and inflammation in rheumatoid arthritis[J].Nat Rev Rheumatol, 2012, 8(3):153-62.

［21］ Mapp PI, Walsh DA.Mechanisms and targets of angiogenesis and nerve growth in osteoarthritis[J].Nat Rev Rheumatol, 2012, 8(7):390-8.

［22］ Wang X, Blizzard L, Jin X, et al.Quantitative Assessment of Knee Effusion-Synovitis in Older Adults:Association With Knee Structural Abnormalities[J].Arthritis Rheumatol, 2016, 68(4):837-44.

［23］ Ebell MH.Osteoarthritis:Rapid Evidence Review[J].Am Fam Physician, 2018, 97(8):523-6.

［24］ Desrochers J, Amrein MW, Matyas JR.Microscale surface friction of articular cartilage in early osteoarthritis[J].J Mech Behav Biomed Mater, 2013, 25:11-22.

［25］ Vandekerckhove PTK, Matlovich N, Teeter MG, et al.The relationship between constitutional alignment and varus osteoarthritis of the knee[J].Knee Surg Sports Traumatol Arthrosc, 2017, 25(9):2873-9.

［26］ Kolasinski SL, Neogi T, Hochberg MC, et al.2019 American College of Rheumatology/Arthritis Foundation Guideline for the Management of Osteoarthritis of the Hand, Hip, and Knee[J].Arthritis Rheumatol, 2020, 72(2):220-33.

［27］ 中华医学会骨科学分会关节外科学组，中国医师协会骨科医师分会骨关节炎学组，国家老年疾病临床医学研究中心.中国骨关节炎诊疗指南 (2021 年版)[J].中华骨科杂志，2021, 41(18):1291-314.

［28］ Eckstein F, Wirth W, Culvenor AG.Osteoarthritis year in review 2020:imaging[J].Osteoarthritis Cartilage, 2021, 29(2):170-179.

［29］ Wing N, Van Zyl N, Wing M, et al.Reliability of three radiographic classification systems for knee osteoarthritis among observers of different experience levels[J].Skeletal Radiol, 2021, 50(2):399-405.

[30] Grevnerts HT, Terwee CB, Kvist J.The measurement properties of the IKDC-subjective knee form[J].Knee Surg Sports Traumatol Arthrosc, 2015, 23(12):3698-706.

[31] Kohn MD, Sassoon AA, Fernando ND.Classifications in Brief:Kellgren-Lawrence Classification of Osteoarthritis[J].Clin Orthop Relat Res, 2016, 474(8):1886-93.

[32] Abdelaziz H, Balde OM, Citak M, et al.Kellgren-Lawrence scoring system underestimates cartilage damage when indicating TKA:preoperative radiograph versus intraoperative photograph[J].Arch Orthop Trauma Surg, 2019, 139(9):1287-1292.

[33] Keenan OJF, Holland G, Maempel JF, et al.Correlations between radiological classification systems and confirmed cartilage loss in severe knee osteoarthritis[J].Bone Joint J, 2020, 102-b(3):301-309.

[34] Abedin J, Antony J, Mcguinness K, et al.Predicting knee osteoarthritis severity:comparative modeling based on patient's data and plain X-ray images[J].Sci Rep, 2019, 9(1):5761.

[35] Hayashi D, Guermazi A, Hunter DJ.Osteoarthritis year 2010 in review:imaging[J].Osteoarthritis Cartilage, 2011, 19(4):354-60.

[36] Sengupta M, Zhang YQ, Niu JB, et al.High signal in knee osteophytes is not associated with knee pain[J].Osteoarthritis Cartilage, 2006, 14(5):413-7.

[37] Riecke BF, Christensen R, Torp-Pedersen S, et al.An ultrasound score for knee osteoarthritis:a cross-sectional validation study[J].Osteoarthritis and Cartilage, 2014, 22(10):1675-1691.

[38] Möller I, Bong D, Naredo E, et al.Ultrasound in the study and monitoring of osteoarthritis[J].Osteoarthritis and Cartilage, 2008, 16 Suppl 3:S4-S7.

[39] Nelson AE.Turning the Page in Osteoarthritis Assessment with the Use of Ultrasound[J].Current Rheumatology Reports, 2020, 22(10):66.

[40] Oo WM, Linklater JM, Hunter DJ.Imaging in knee osteoarthritis[J].Current Opinion In Rheumatology, 2017, 29(1):86-95.

[41] Naredo E, Acebes C, Möller I, et al.Ultrasound validity in the measurement of knee cartilage thickness[J].Annals of the Rheumatic Diseases, 2009, 68(8):1322-1327.

[42] Martel-Pelletier J, Barr AJ, Cicuttini FM, et al.Osteoarthritis[J].Nature Reviews Disease Primers, 2016, 2:16072.

[43] Hunter DJ, Arden N, Conaghan PG, et al.Definition of osteoarthritis on MRI:results of a Delphi exercise[J].Osteoarthritis and Cartilage, 2011, 19(8):963-969.

[44] Saarakkala S, Waris P, Waris V, et al.Diagnostic performance of knee ultrasonography for detecting degenerative changes of articular cartilage[J].Osteoarthritis and Cartilage, 2012, 20(5):376-381.

[45] Aisen AM, Mccune WJ, Macguire A, et al.Sonographic evaluation of the cartilage of the knee[J].Radiology, 1984, 153(3):781-784.

[46] Schmitz RJ, Wang HM, Polprasert DR, et al.Evaluation of knee cartilage thickness:A comparison between ultrasound and magnetic resonance imaging methods[J].The Knee, 2017, 24(2):217-223.

[47] Jan MH, Chai HM, Wang CL, et al.Effects of repetitive shortwave diathermy for reducing synovitis in patients with knee osteoarthritis:an ultrasonographic study[J].Physical Therapy, 2006, 86(2):236-244.

[48] Acebes JC, Sánchez-Pernaute O, Díaz-Oca A, et al.Ultrasonographic assessment of Baker's cysts after intra-articular corticosteroid injection in knee osteoarthritis[J].Journal of Clinical Ultrasound, 2006, 34(3):113-117.

[49] Song IH, Althoff CE, Hermann KG, et al.Knee osteoarthritis.Efficacy of a new method of contrast-enhanced musculoskeletal ultrasonography in detection of synovitis in patients with knee osteoarthritis in comparison with magnetic resonance imaging[J].Annals of the Rheumatic Diseases, 2008, 67(1):19-25.

[50] Keen HI, Hensor EMA, Wakefield RJ, et al.Ultrasound assessment of response to intra-articular therapy in osteoarthritis of the knee[J].Rheumatology (Oxford, England), 2015, 54(8):1385-1391.

[51] Akatsu Y, Yamaguchi S, Mukoyama S, et al.Accuracy of high-resolution ultrasound in the detection of meniscal tears and determination of the visible area of menisci[J].The Journal of Bone and Joint Surgery American Volume, 2015, 97(10):799-806.

[52] Yang SJ, Zhang MZ, Li J, et al.A Reliable, Ultrasound-Based Method for the Diagnosis of Discoid Lateral Meniscus[J].Arthroscopy, 2021, 37(3):882-890.

[53] Viren T, Honkanen JT, Danso EK, et al.Ultrasound Assessment of Human Meniscus[J].Ultrasound In Medicine & Biology, 2017, 43(9):1753-1763.

[54] Okano T, Filippucci E, Di Carlo M, et al.Ultrasonographic evaluation of joint damage in knee osteoarthritis:feature-specific comparisons with conventional radiography[J].Rheumatology (Oxford, England), 2016, 55(11):2040-2049.

[55] D'agostino M-A, Terslev L, Aegerter P, et al.Scoring ultrasound synovitis in rheumatoid arthritis:a EULAR-OMERACT ultrasound taskforce Part 1:definition and development of a standardised, consensus-based scoring system[J].RMD Open, 2017, 3(1):e000428.

[56] Koski JM, Kamel A, Waris P, et al.Atlas-based knee osteophyte assessment with ultrasonography and radiography:relationship to arthroscopic de-

generation of articular cartilage[J].Scandinavian Journal of Rheumatology, 2016, 45(2):158-164.

[57] Acebes C, Romero FI, Contreras MA, et al.Dynamic ultrasound assessment of medial meniscal subluxation in knee osteoarthritis[J].Rheumatology (Oxford, England), 2013, 52(8):1443-1447.

[58] Nogueira-Barbosa MH, Gregio-Junior E, Lorenzato MM, et al.Ultrasound assessment of medial meniscal extrusion:a validation study using MRI as reference standard[J].American Journal of Roentgenology, 2015, 204(3):584-588.

[59] Naredo E, Cabero F, Palop MJ, et al.Ultrasonographic findings in knee osteoarthritis:a comparative study with clinical and radiographic assessment[J].Osteoarthritis and Cartilage, 2005, 13(7):568-574.

[60] Tarhan S, Unlu Z.Magnetic resonance imaging and ultrasonographic evaluation of the patients with knee osteoarthritis:a comparative study[J]. Clinical Rheumatology, 2003, 22(3):181-188.

[61] Roemer FW, Crema MD, Trattnig S, et al.Advances in imaging of osteoarthritis and cartilage[J]. Radiology, 2011, 260(2):332-54.

[62] Peterfy CG, Guermazi A, Zaim S, et al.Whole-Organ Magnetic Resonance Imaging Score (WORMS) of the knee in osteoarthritis[J].Osteoarthritis Cartilage, 2004, 12(3):177-90.

[63] Eckstein F, Burstein D, Link TM.Quantitative MRI of cartilage and bone:degenerative changes in osteoarthritis[J].NMR Biomed, 2006, 19(7):822-54.

[64] Juras V, Chang G, Regatte RR.Current status of functional MRI of osteoarthritis for diagnosis and prognosis[J].Curr Opin Rheumatol, 2020, 32(1):102-9.

[65] Shakoor D, Demehri S, Roemer FW, et al.Are contrast-enhanced and non-contrast MRI findings reflecting synovial inflammation in knee osteoarthritis:a meta-analysis of observational studies[J]. Osteoarthritis Cartilage, 2020, 28(2):126-36.

[66] Crema MD, Roemer FW, Li L, et al.Comparison between semiquantitative and quantitative methods for the assessment of knee synovitis in osteoarthritis using non-enhanced and gadolinium-enhanced MRI[J]. Osteoarthritis Cartilage, 2017, 25(2):267-71.

[67] Sellam J, Berenbaum F.The role of synovitis in pathophysiology and clinical symptoms of osteoarthritis[J].Nat Rev Rheumatol, 2010, 6(11):625-35.

[68] Conaghan PG, Felson D, Gold G, et al.MRI and non-cartilaginous structures in knee osteoarthritis[J]. Osteoarthritis Cartilage, 2006, 14 Suppl A:A87-94.

[69] Perry TA, Yang X, van Santen J, et al.Quantitative and semi-quantitative assessment of synovitis on MRI and the relationship with symptoms in symptomatic knee osteoarthritis[J].Rheumatology (Oxford), 2021, 60(4):1763-73.

[70] Joseph GB, McCulloch CE, Nevitt MC, et al.Machine learning to predict incident radiographic knee osteoarthritis over 8 Years using combined MR imaging features, demographics, and clinical factors:data from the Osteoarthritis Initiative[J]. Osteoarthritis Cartilage, 2022, 30(2):270-9.

[71] Guermazi A, Roemer FW, Hayashi D, et al.Assessment of synovitis with contrast-enhanced MRI using a whole-joint semiquantitative scoring system in people with, or at high risk of, knee osteoarthritis:the MOST study[J].Ann Rheum Dis, 2011, 70(5):805-11.

[72] Jarraya M, Hayashi D, Roemer FW, et al.MR Imaging-based Semi-quantitative Methods for Knee Osteoarthritis[J].Magn Reson Med Sci, 2016, 15(2):153-64.

[73] Felson DT, Lynch J, Guermazi A, et al.Comparison of BLOKS and WORMS scoring systems part Ⅱ.Longitudinal assessment of knee MRIs for osteoarthritis and suggested approach based on their performance:data from the Osteoarthritis Initiative[J].Osteoarthritis Cartilage, 2010, 18(11):1402-7.

[74] Lynch JA, Roemer FW, Nevitt MC, et al.Comparison of BLOKS and WORMS scoring systems part I.Cross sectional comparison of methods to assess cartilage morphology, meniscal damage and bone marrow lesions on knee MRI:data from the osteoarthritis initiative[J].Osteoarthritis Cartilage, 2010, 18(11):1393-401.

[75] Hunter DJ, Guermazi A, Lo GH, et al.Evolution of semi-quantitative whole joint assessment of knee OA:MOAKS (MRI Osteoarthritis Knee Score)[J]. Osteoarthritis Cartilage, 2011, 19(8):990-1002.

[76] Kornaat PR, Ceulemans RY, Kroon HM, et al.MRI assessment of knee osteoarthritis:Knee Osteoarthritis Scoring System (KOSS)-inter-observer and intra-observer reproducibility of a compartment-based scoring system[J].Skeletal Radiol, 2005, 34(2):95-102.

[77] Hunter DJ, Lo GH, Gale D, et al.The reliability of a new scoring system for knee osteoarthritis MRI and the validity of bone marrow lesion assessment:BLOKS (Boston Leeds Osteoarthritis Knee Score)[J].Ann Rheum Dis, 2008, 67(2):206-11.

[78] Baker K, Grainger A, Niu J, et al.Relation of synovitis to knee pain using contrast-enhanced MRIs[J].Ann Rheum Dis, 2010, 69(10):1779-83.

[79] Ayral X.Diagnostic and quantitative arthroscopy:quantitative arthroscopy[J].Baillière's Clinical Rheumatology, 1996, 10(3):477-94.

[80] S FR, D BK, M BE, et al.Relationship between arthroscopic evidence of cartilage damage and radiographic evidence of joint space narrowing in early osteoarthritis of the knee[J].Arthritis and rheumatism, 1991, 34(4):377-82.

[81] P CW, P L, P SM, et al.Osteoarthritis of the knee:comparison of radiography, CT, and MR imaging

to assess extent and severity[J].American journal of roentgenology, 1991, 157(4):799-806.

[82] 蔡春元, 杨国敬, 林瑞新, 等.膝关节滑膜炎性疾病的关节镜诊治 [J]. 浙江临床医学, 2005(03):259.

[83] 刘玉杰, 周勇刚, 李众利. 局麻关节镜下选择性清理术治疗膝骨性关节炎的疗效 [J]. 解放军医学杂志, 2001(07):529-30.

[84] Roemer FW, Kassim Javaid M, Guermazi A, et al.Anatomical distribution of synovitis in knee osteoarthritis and its association with joint effusion assessed on non-enhanced and contrast-enhanced MRI[J].Osteoarthritis Cartilage, 2010, 18(10):1269-74.

[85] 郑毅, 孙笑非, 尚健, 等. 关节镜对膝骨关节炎诊断和治疗的意义 [J]. 中华风湿病学杂志, 2004(06):347-50.

[86] Jang S, Lee K, Ju JH.Recent Updates of Diagnosis, Pathophysiology, and Treatment on Osteoarthritis of the Knee[J].Int J Mol Sci, 2021, 22(5):2619.

[87] Pessis E, Drapé JL, Ravaud P, et al.Assessment of progression in knee osteoarthritis:results of a 1 year study comparing arthroscopy and MRI[J]. Osteoarthritis and Cartilage, 2003, 11(5):361-9.

[88] 张雷, 危慕彬, 刘爱峰. 膝关节骨性关节炎软骨损伤研究进展 [J]. 光明中医, 2020, 35(11):1770-3.

[89] Taguchi K, Chiba K, Okazaki N, et al.Characterization of cartilage defects detected by MRI in Kellgren–Lawrence grade 0 or 1 knees[J].Journal of Orthopaedic Science, 2017, 22(5):868-873.

[90] Christoforakis J, Pradhan R, Sanchez-Ballester J, et al.Is there an association between articular cartilage changes and degenerative meniscus tears?[J]. Arthroscopy, 2005, 21(11):1366-9.

[91] Fu D, Guo L, Yang L, et al.Discoid lateral meniscus tears and concomitant articular cartilage lesions in the knee[J].Arthroscopy, 2014, 30(3):311-8.

[92] 罗颖. 关节镜治疗骨性关节炎半月板损伤 102 例 [J]. 中国医药指南, 2013, 11(19):228.

[93] 达文, 蔡谞, 刘玉杰, 等.关节镜下膝关节骨性关节炎伴半月板损伤分析 [J]. 中华医学杂志, 2005(34):2425-7.

[94] Pihl K, Englund M, Lohmander LS, et al.Signs of knee osteoarthritis common in 620 patients undergoing arthroscopic surgery for meniscal tear[J].Acta Orthop, 2017, 88(1):90-5.

[95] Ayral X, Pickering EH, Woodworth TG, et al.Synovitis:a potential predictive factor of structural progression of medial tibiofemoral knee osteoarthritis-results of a 1 year longitudinal arthroscopic study in 422 patients[J].Osteoarthritis Cartilage, 2005, 13(5):361-7.

[96] Zhang Z, Shang XK, Mao BN, et al.Torn discoid lateral meniscus is associated with increased medial meniscal extrusion and worse articular cartilage status in older patients[J].Knee Surg Sports Traumatol Arthrosc, 2019, 27(8):2624-31.

[97] Izaguirre A, Gonzalez-Gutierrez G, Galindo-Lopez SE, et al.Evaluation of biomarkers of joint damage in patients subjected to arthroscopy[J]. Int Orthop, 2021, 45(6):1413-20.

[98] Kenneth P, Martin E, Stefan LL, et al.Signs of knee osteoarthritis common in 620 patients undergoing arthroscopic surgery for meniscal tear[J]. Acta Orthopaedica, 2017, 88(1):90-95.

[99] 张庆峰, 尹培荣, 汪义奎. 膝关节游离体的关节镜诊治分析 [J]. 山东医药, 2007(24):77-8.

[100] Ioan-Facsinay A, Kloppenburg M.An emerging player in knee osteoarthritis:The infrapatellar fat pad[J].Arthritis research & therapy, 2013, 15(6):225.

[101] 张强, 张抒.Hoffa's 病的诊断与关节镜治疗进展 [J]. 中国矫形外科杂志, 2009, 17(06):466-7.

[102] 金先跃, 白崇恩, 沈毓书, 等.应用关节镜诊治 Hoffa 病 67 例 [J]. 中国内镜杂志, 1997(03):47+9.

[103] T Y, H K, T A, et al. Medial Tibial Osteophyte Width Is Larger In Female Than Male In Elderlies With Early-Stage Knee Osteoarthritis-The Bunkyo Health Study (BHS)[J].Osteoarthritis and Cartilage, 2022, 30(S1).

[104] N KJ, R AK, F LR.Diagnosis and Treatment of Hip and Knee Osteoarthritis:A Review[J]. JAMA, 2021, 325(6):568-578.

[105] Eckstein F, Wirth W, Culvenor AG.Osteoarthritis year in review 2020:imaging[J].Osteoarthritis Cartilage, 2021, 29(2):170-9.

[106] Wu CW, Morrell MR, Heinze E, et al.Validation of American College of Rheumatology classification criteria for knee osteoarthritis using arthroscopically defined cartilage damage scores[J].Semin Arthritis Rheum, 2005, 35(3):197-201.

[107] D BK, S FR, M BE, et al.Radiographic grading of the severity of knee osteoarthritis:relation of the Kellgren and Lawrence grade to a grade based on joint space narrowing, and correlation with arthroscopic evidence of articular cartilage degeneration[J].Arthritis and rheumatism, 1991, 34(11):1381-6.

[108] Oakley SP, Lassere MN.A critical appraisal of quantitative arthroscopy as an outcome measure in osteoarthritis of the knee[J].Seminars in Arthritis and Rheumatism, 2003, 33(2):83-105.

[109] Wright RW, Group M.Osteoarthritis Classification Scales:Interobserver Reliability and Arthroscopic Correlation[J].J Bone Joint Surg Am, 2014, 96(14):1145-51.

[110] Casula V, Hirvasniemi J, Lehenkari P, et al.Association between quantitative MRI and ICRS arthroscopic grading of articular cartilage[J]. Knee Surg Sports Traumatol Arthrosc, 2016,

24(6):2046-54.

［111］ Mats B, S WC.Evaluation of cartilage injuries and repair[J].The Journal of bone and joint surgery American volume, 2003, 85-A Suppl 2:58-69.

［112］ Marx RG, Connor J, Lyman S, et al.Multirater agreement of arthroscopic grading of knee articular cartilage[J].Am J Sports Med, 2005, 33(11):1654-7.

［113］ Slattery C, Kweon CY.Classifications in Brief:Outerbridge Classification of Chondral Lesions[J]. Clin Orthop Relat Res, 2018, 476(10):2101-4.

［114］ X A, A G, W IR, et al.Inter-observer reliability of the arthroscopic quantification of chondropathy of the knee[J].Osteoarthritis and cartilage, 1998, 6(3):160-6.

［115］ M D, X A, V L, et al.The SFA system for assessing articular cartilage lesions at arthroscopy of the knee[J].Arthroscopy, 1994, 10(1):69-77.

［116］ Moseley JB, O'Malley K, Petersen NJ, et al.A controlled trial of arthroscopic surgery for osteoarthritis of the knee[J].N Engl J Med, 2002, 347(2):81-8.

［117］ L P, T M, M B, et al.Two- to 9-year outcome after autologous chondrocyte transplantation of the knee[J].Clinical orthopaedics and related research, 2000(374):212-34.

［118］ Gomoll AH, Filardo G, de Girolamo L, et al.Surgical treatment for early osteoarthritis.Part I:cartilage repair procedures[J].Knee Surg Sports Traumatol Arthrosc, 2012, 20(3):450-66.

［119］ Newman S, Ahmed H, Rehmatullah N.Radiographic vs. MRI vs. arthroscopic assessment and grading of knee osteoarthritis - are we using appropriate imaging?[J].J Exp Orthop, 2022, 9(1):2.

［120］ Romina B-P, H GG, Rachelle B, et al.Knee arthroscopy versus conservative management in patients with degenerative knee disease:a systematic review[J].BMJ open, 2017, 7(5):e016114.

［121］ Hugle T, Geurts J.What drives osteoarthritis?-synovial versus subchondral bone pathology[J]. Rheumatology (Oxford), 2017, 56(9):1461-1471.

［122］ Baker-LePain JC, Lane NE.Role of bone architecture and anatomy in osteoarthritis[J].Bone, 2012, 51(2):197-203.

［123］ Han X, Cui J, Xie K, et al.Association between knee alignment, osteoarthritis disease severity, and subchondral trabecular bone microarchitecture in patients with knee osteoarthritis:a cross-sectional study[J].Arthritis Res Ther, 2020, 22(1):203.

［124］ Burr DB, Gallant MA.Bone remodeling in osteoarthritis[J].Nat Rev Rheumatol, 2012, 8(11):665-673.

［125］ Barnett R.Osteoarthritis[J].The Lancet, 2018, 391(10134).

［126］ Sulzbacher I.Osteoarthritis:histology and pathogenesis[J].Wien Med Wochenschr, 2013, 163(9-10):212-219.

［127］ Custers RJ, Creemers LB, Verbout AJ, et al.Reliability, reproducibility and variability of the traditional Histologic/Histochemical Grading System vs the new OARSI Osteoarthritis Cartilage Histopathology Assessment System[J].Osteoarthritis Cartilage, 2007, 15(11):1241-1248.

［128］ Krenn V, Morawietz L, Burmester GR, et al.Synovitis score:discrimination between chronic low-grade and high-grade synovitis[J].Histopathology, 2006, 49(4):358-364.

［129］ Koushesh S, Shahtaheri SM, McWilliams DF, et al.The osteoarthritis bone score (OABS):a new histological scoring system for the characterisation of bone marrow lesions in osteoarthritis[J]. Osteoarthritis Cartilage, 2022, 30(5):746-755.

［130］ Sun Z, Liu Q, Lv Z, et al.Targeting macrophagic SHP2 for ameliorating osteoarthritis via TLR signaling[J].Acta Pharmaceutica Sinica B, 2022, 12(7):3073-3084.

［131］ Mantripragada VP, Gao W, Piuzzi NS, et al.Comparative Assessment of Primary Osteoarthritis Progression Using Conventional Histopathology, Polarized Light Microscopy, and Immunohistochemistry[J].Cartilage, 2021, 13(1_suppl):1494S-1510S.

［132］ Mankin HJ DM, Dorfman H, Lippiello L, et al.Biochemical and Metabolic Abnormalities in Articular Cartilage from Osteo-Arthritic Human Hips[J].J Bone Joint Surg Am, 1970, 52(3):424-34.

［133］ Ostergaard K, Andersen CB, Petersen J, et al.Validity of histopathological grading of articular cartilage from osteoarthritic knee joints[J].Ann Rheum Dis, 1999, 58(4):208-13.

［134］ van der Sluijs JA, Geesink RG, van der Linden AJ, et al.The reliability of the Mankin score for osteoarthritis[J].J Orthop Res, 1992, 10(1):58-61.

［135］ Pearson RG, Kurien T, Shu KS, et al.Histopathology grading systems for characterisation of human knee osteoarthritis-reproducibility, variability, reliability, correlation, and validity[J]. Osteoarthritis Cartilage, 2011, 19(3):324-331.

［136］ Rutgers M, van Pelt MJ, Dhert WJ, et al.Evaluation of histological scoring systems for tissue-engineered, repaired and osteoarthritic cartilage[J]. Osteoarthritis Cartilage, 2010, 18(1):12-23.

［137］ Krenn V, Morawietz L, Haupl T, et al.Grading of chronic synovitis-a histopathological grading system for molecular and diagnostic pathology[J]. Pathol Res Pract, 2002, 198(5):317-325.

［138］ Krenn V, Perino G, Ruther W, et al.15 years of the histopathological synovitis score, further development and review:A diagnostic score for rheumatology and orthopaedics[J].Pathol Res Pract, 2017, 213(8):874-881.

［139］ Hayashi D, Roemer FW, Guermazi A.Imaging for osteoarthritis[J].Ann Phys Rehabil Med, 2016, 59(3):161-169.

第3章 分子分型

一、膝骨关节炎体液诊疗概述

（一）膝骨关节炎（KOA）是一种分子紊乱性疾病

2015 年，国际骨关节炎研究学会（OARSI）对 OA 的新定义强调，该疾病是由分子水平紊乱导致的解剖结构和（或）生理功能的紊乱。其中，KOA 是 OA 的常见类型，其主要病理表现为软骨退变、滑膜炎、软骨下骨硬化和关节周围骨赘形成。

这些宏观的病理表现是由于关节组织修复和破坏之间的分子代谢不平衡所引起的。例如，在 KOA 进展过程中，软骨细胞在致病因素的作用下合成和分解代谢失衡，细胞外基质成分发生变化，失去原有的完整性，这些成分的改变使得软骨对物理破坏的敏感性增加，由最初的表层侵蚀转变为全层软骨退变。同时，基质降解产物和促炎介质的产生，可刺激关节内的滑膜组织，促进滑膜增生和炎症细胞浸润，形成关节内炎症微环境，进一步导致软骨细胞功能失常。此外，软

骨下骨的骨转换率增加，在炎症因子和血管生成因子的作用下，血管从钙化软骨越过潮线侵入软骨内，进一步导致软骨稳态的破坏。因此，KOA 的本质是由分子网络紊乱引起的关节内多组织紊乱的宏观表现，也就是说，在出现疾病相关的临床表现之前，KOA 早已在分子水平发生病理改变。

（二）体液可以用于监测 KOA 相关分子标志的变化

尽管已被临床医生和科研工作者认识多年，目前 KOA 的诊疗仍存在以下问题：① KOA 治疗策略与疾病分子特征和进展阶段错配；② KOA 治疗目标组织与膝关节作为器官的系统性矛盾；③ KOA 细胞亚群的异质性和炎症与再生的整体性脱节。这些问题的存在，亟须一种以分子机制为基础的 KOA 诊疗模式。

在疾病的病理过程中，携带多种类型分子的液体介质能够实时反馈错综复杂的信号变化。研究表明，在 KOA 患者滑液、血液和尿液中能检测

出软骨代谢产物、骨代谢产物、炎症因子等多种疾病相关分子，并且一些分子的浓度变化与疾病严重程度相关。血液和尿液具有易获取、量大的优势，但是其成分易受全身代谢状态的影响，在反映膝关节内病理变化的精准性上略欠佳。由于滑液与关节内多种组织直接接触，在关节腔内传输和接收分子信号过程中起到枢纽的作用，可直观反映关节内各组织的病理状态，被认为是用于诊断 KOA 的体液金标准。因此，充分利用体液中多种多样的分子特点可以为 KOA 的分子诊断提供巨大的临床可行性。

（三）体液诊断为 KOA 的分子精准诊断带来希望

目前，KOA 临床工作对分子诊疗重要性的重视程度仍有待提升。在临床上治疗 KOA 的药物中，部分药物可在一定程度上缓解疼痛症状并改善关节功能，但是大多数药物的治疗效果尚不明确，甚至有些药物在不同的 KOA 诊疗指南中推荐等级与使用时机不一致。此外，在目前报道的 KOA 临床试验探究针对某些病理机制的药物疗效时，往往出现与预期不一致的研究结果。深入分析这些研究的纳入标准，发现这些临床试验都没有将患者疾病中的分子水平变化列入纳入标准，也就是说，没有充分考虑患者疾病的分子机制是否与治疗药物匹配。这种分子水平上不同质的受试者群体可能是导致研究结果阴性的重要原因之一。

基于上述临床难题，提出以分子水平为基础的 KOA 诊疗模式显得尤为重要，此种诊疗模式应以体液（尤其是滑液）中的分子为研究对象，将 KOA 患者根据分子水平进行分期，对以不同病理过程为主的 KOA 患者进行分子层面的描述。系统揭示不同 KOA 患者群体的分子体液特点，有望实现 KOA 的体液诊断。相较于目前临床广泛使用基于 X 线的 K-L 分型，KOA 的体液诊断能够更加精准、灵敏地反映 KOA 病理状态变化，有助于研究者预测 KOA 前期风险、筛选具有相同分子特点的患者群体，为针对每种亚型的患者选择与病理机制匹配的药物，或对同时兼备多种病理机制的患者群体选择多药联合策略提供理论基础与实践指导。这种 KOA 液体诊疗模式可以在最大程度上实现精准的个体化治疗模式，并为未来临床研究探索新型药物疗效提供重要参考。

二、血液检查

血液检查又称全血细胞分析或血常规，是医疗中最常用的检验项目之一，用于对患者身体状况、疾病初步诊断及治疗疗效的观察。血液检查主要是查看血液中的一些指标是否改变或出现异常，这对于临床医生判断疾病来说具有重要的参考作用。由于参与 KOA 发生发展的一些分子可以在血液中检出，因此，血液检查为 KOA 的诊疗提供重要参考。以下为血液中可检测到的与 KOA 病理过程密切相关的分子标志。

（一）软骨寡聚基质蛋白

软骨寡聚基质蛋白（cartilage oligomeric matrix protein，COMP）也称为血小板反应蛋白 -5，在炎症细胞因子的激活下，可由软骨细胞和滑膜细胞合成。

有研究统计了 KOA 患者与无膝骨关节炎特征者各 45 名，KOA 患者组的血清中的 COMP 含量明显高于对照组，正常组血清中 COMP 含量多处于 1400～2500ng/ml，而 KOA 组随着 KOA 疾病进展阶段进行性提升，表现为血清中 COMP 含量与 KOA 进展呈正相关。该研究结果表明，血清中 COMP 有可能作为一种判断 KOA 进展的预测性标志物。

另有研究人员通过施行前交叉韧带切断术（anterior cruciate ligament tran-saction，ACLT）构建大鼠 OA 模型，发现模型组大鼠的 OARSI 评分结果显著高于对照组。ACLT 模型组大鼠血清中 COMP 的水平随造模时间延长而提升，同时，两组大鼠的 COMP 血清含量水平与 OARSI 评分呈明显正相关。通过组织学染色发现，ACLT 大鼠血清中 COMP 水平越高，其关节软骨退变程度就越严重。

（二）基质金属蛋白酶 -13

MMP-13 是一种参与软骨降解的主要基质金属蛋白酶，它具有切割 II 型胶原的能力。MMP-13 通过其调节因子与特定的信号通路，直接或间接地启动一系列下游基质和胶原成分的降解，在早期 KOA 病理中发挥着重要作用。这些影响 MMP-13 表达的因子包括内源性抑制物、转录因子、启动子、生长因子、受体、蛋白酶、激素等。

一项纳入 149 例症状性 KOA 患者的研究显示，在患者血清样本中 MMP-13 的水平与膝关节软骨的体积呈显著负相关，与软骨缺损体积呈显著正相关；此外，血清中 MMP-13 的浓度与患者膝关节 K-L 分级呈正相关。这项研究提示血清 MMP-13 可能是判断 KOA 进展的一种有临床应用价值的灵敏的生物标志物。

（三）透明质酸

透明质酸（hyaluronic acid，HA）是构成滑液黏弹性的主要成分，也是软骨细胞外基质的一种重要组分，帮助形成蛋白多糖聚集体，抵抗软骨因吸水而产生的变形。

一项研究显示，KOA 患者血清 HA 浓度与 K-L 等级的发展呈明显正相关。此外，X 线片评估显示，正常和严重 KOA 患者的血清中 HA 浓度与关节腔狭窄（joint space narrowing，JSN）评分明显相关。这些结果均提示血清

HA 浓度不仅反映了 KOA 的严重程度，而且还具有反映疾病进展的作用。

（四）IL-1β 和 TNF-α

IL-1β 和 TNF-α 是经典的炎症因子，是促进 KOA 炎性微环境的直接原因。白细胞介素是指在白细胞或免疫细胞间相互作用的淋巴因子，它和血细胞生长因子同属细胞因子，两者相互协调，共同完成造血和免疫调节功能。白细胞介素在传递信息，激活与调节免疫细胞，介导 B/T 细胞活化、增殖与分化，以及在炎症反应中起重要的调节作用。TNF-α 是一种主要由巨噬细胞和单核细胞产生的促炎细胞因子，参与免疫调节作用。

一项来自澳大利亚的研究纳入了 200 名参与者，目的是调查维生素 D 对于 KOA 的影响，该研究评估了生物标志物的血清水平、WOMAC 评分和 MRI 评估膝关节结构，结果显示白介素家族中 IL-1β 与 WOMAC 功能障碍评分呈正相关。此外，有研究选用 protectin DX 作为治疗药物，通过抑制 IL-1β 诱导的炎症反应，可显著改善大鼠模型中的 KOA 进展。这些研究说明 IL-1β 与 KOA 的发展息息相关，并且 IL-1β 是可以作为一类生物标志物来评估 KOA 的发展程度。

Ozler K 等研究人员对 42 例 K-L 分级 3/4 级的 KOA 患者进行取样分析，结果显示，TNF-α 和 MMP-13 与疾病分级和 WOMAC 评分有潜在的相关性。与滑液相比，K-L3 级和 K-L4 级患者血清中 TNF-α 的水平明显升高，表明在这两个阶段均存在持续的全身炎症。K-L4 级患者的血清 TNF-α 水平较 K-L3 级患者升高，K-L3 级患者的滑液中 TNF-α 水平较 K-L4 级患者升高。在此研究中，与滑液相比，血清 TNF-α 的升高与疾病的分级一致。这些结果表明，血液和滑液中 TNF-α 可以作为判断 KOA 进展的生物标志物之一。

（五）结论

血液作为医学检查的常用检测样本，具有便于收集、方便分析等优点，其中的生物标志物，如 COMP、MMP-13、HA、IL-1β 和 TNF-α 等（表 3-1），在血液样本中的表达水平与 KOA 疾病的进展程度表现出明显的相关性。与此同时，也与影像学分型 K-L 分级表现出一定的关联程度，这些指标的血液学检测为 KOA 的诊断与疾病进展的判断提供重要参考。

三、尿液检查

尿液可以通过物理外观、化学成分和显微镜检查来提供诊断信息。尿液的物理学检查包括尿液的颜色、气味、净度、体积和比重。尿液的化学检查包括蛋白质、血细胞、葡萄糖、pH、胆红素、尿胆素原、酮体、亚硝酸盐和白细胞酯酶等的鉴定。最后，

表 3-1 血液检查中的 KOA 生物标志物、变化时期及趋势

生物标志物	变化时期	变化趋势
软骨寡聚基质蛋白（COMP）	早期、晚期	早期上升，晚期下降
基质金属蛋白酶 13（MMP-13）	全期	与 K-L 分级正相关
透明质酸（HA）	全期	与 K-L 分级正相关
白细胞介素 -1β（IL-1β）	全期	与 K-L 分级正相关
肿瘤坏死因子 -α（TNF-α）	全期	与 K-L 分级正相关

显微镜检查需要检测尿液中包含的晶体、细胞和微生物。在 KOA 的发生发展过程中，关节内组织代谢产物可进入血液循环进而通过尿液排出。因此，分析尿液中相关生物标志物的水平将为 KOA 的精准诊断与疾病进展提供无创的检验方法。本部分重点介绍几种公认的尿液中能够反映 KOA 病理生理过程的标志性分子。

（一）Ⅱ型胶原 C 端肽

Ⅱ型胶原 C 端肽（C-terminal crosslinked telopeptide of type Ⅱ collagen，CTX-Ⅱ）是软骨中含量最丰富的蛋白，是关节组织（特别是软骨细胞外基质）的代谢产物，在 KOA 中可用于初步判断关节退变程度。有研究纳入对照组 9 例，轻度 KOA7 例，中度 KOA9 例，重度 KOA9 例，与对照组相比，KOA 组患者的血清和尿液中的 CTX-Ⅱ浓度更高，并且这一指标与 K-L 评分呈明显正相关（$r=0.900$，$P < 0.001$）。

此外，也有研究以不同侧膝部疼痛为分组标准，从双膝轻度疼痛（"Low-Low"）到双膝重度疼痛（"High-High"）共分为 6 组，分析了 CTX-Ⅱ水平与 KOA 患者的疼痛水平，发现男性与女性总体上都表现为两者的正相关。

Xin L 等证实了 CTX-Ⅱ在 KOA 患者中的浓度高于健康个体。考虑到 KOA 的严重程度之间的区别，研究者们根据 K-L 评分将 KOA 患者分为 0～4 级，分析不同级别 KOA 患者尿液中 CTX-Ⅱ的浓度发现。CTX-Ⅱ在 KOA 患者尿液中的浓度随着 K-L 级别的升高而逐渐升高，但是 K-L1 级的 KOA 组与健康人尿液中 CTX-Ⅱ的浓度之间无显著统计学差异，这提示 CTX-Ⅱ可作为 KOA 的生物标志物，可以用于指示疾病的进展程度。

（二）糖基 - 半乳糖基 - 吡啶诺林

糖基 - 半乳糖基 - 吡啶诺林（glucosylgalactosyl pyridinoline，Glu-Gal-PYD）是胶原分子的一种不可还原的交联物，存在于人体滑膜组织中，并在组织破

坏时释放出来，但在骨骼、软骨和其他软组织中几乎不存在。Glu-Gal-PYD 是滑膜病理活动的一种特殊标志物，在一定程度上可以反映患者的疾病分子病理变化。尿液中高水平的 Glu-Gal-PYD 与软骨丢失增加有关。在一项临床研究中，KOA 患者尿液中的 Glu-Gal-PYD 均明显增加，并与 K-L 分级呈明显正相关相关，提示使用 Glu-Gal-PYD 评估滑膜代谢可能有助于评估 KOA 患者的疾病活度。

（三）Ⅰ型胶原 C/N 端肽

Ⅰ型胶原 C 端肽（C-terminal cross-linked telopeptide of type Ⅰ collagen，CTX-Ⅰ）和Ⅰ型胶原 N 端肽（the cross-linked N-telopeptide of type Ⅰ collagen，NTX-Ⅰ）是Ⅰ型胶原的降解产物，可在一定程度上反映骨组织的代谢状态。由于 CTX-Ⅰ和 NTX-Ⅰ的分子量足够小，所以容易被肾脏清除，也可在尿液中检测得到。

一项纳入 1003 名女性的临床研究将受试者分为 4 组，分别在基线、第 1 年和第 2 年采集的尿液样本中测定 CTX-Ⅰ和 NTX-Ⅰ的水平，将 3 个时间点的结果取平均值后分析。该研究发现绝经后进行性 KOA 患者的骨吸收增加，CTX-Ⅰ和 NTX-Ⅰ在尿液中的浓度增加，提示这两种指标均可作为反映骨吸收的生物标志物。进一步分析发现，与健康对照组和非进行性 KOA 患者相比，进行性 KOA 患者的 CTX-Ⅰ和 NTX-Ⅰ在尿液中的水平更高，表明在 KOA 进展过程中骨代谢活跃。

（四）结论

尿液作为可无创性取材的样本，其作为检测的对象的历史也最为悠久。其中的代谢产物如 CTX-Ⅱ、Glu-Gal-PYD、CTX-Ⅰ和 NTX-Ⅰ等表现出了与 KOA 进程相关的水平变化（表 3-2），对尿液中相关分子标志物的检测将为 KOA 的分子诊断提供有力的证据。

四、滑液检查

滑液（又称关节液）填充了关节腔的空间，它可以润滑关节，同时作为媒介为软骨运送营养物质并运出代谢产物。由于与关节内多种组织直接接触，因此滑液被认为是反映 KOA 分子病理变化的体液金标准。

表 3-2 尿液中的生物标志物、变化时期及趋势		
生物标志物	变化时期	变化趋势
Ⅱ型胶原 C 末端端肽（CTX-Ⅱ）	全期	与 KOA 进展正相关
糖基-半乳糖基-吡啶诺林（Glu-Gal-PYD）	全期	与 K-L 分级正相关
Ⅰ型胶原 C/N 末端端肽（CTX-I/NTX-I）	全期	与 KOA 进展正相关

滑液分析包括：①外观和黏度的评估；②显微镜检查，包括评估细胞的数量，晶体的存在和类型；③细胞学检查，包括白细胞计数和分化的白细胞的沉积物；④生化分析，主要是葡萄糖、总蛋白、乳酸、乳酸脱氢酶、尿酸和蛋白多糖等水平；⑤其他特殊检测，如补体的存在和活性、特异性自身抗体的存在、细胞因子的存在和活性、骨和软骨代谢改变的标志物的存在等。本部分将举例介绍几种滑液中与 KOA 发生发展相关的生物标志物。

（一）人甲壳质酶蛋白 40

人甲壳质酶蛋白 40（human cartilage glycoprotein，HCgp-39）又称 YKL-40，是一种 40kDa 的几丁质酶样蛋白，但其无几丁质酶的活性。在关节内，HCgp-39 不仅可以由关节软骨细胞产生，还可以由滑膜成纤维细胞、巨噬细胞及滑液内的中性粒细胞产生。最近有研究报道，在 OA 患者关节软骨中存在大量 HCgp-39 阳性的软骨细胞，并且 HCgp-39 阳性软骨细胞主要分布在软骨的表层和中层，尤其分布在生物力学负荷较大的关节部位，而正常软骨细胞主要表现为 HCgp-39 阴性。

KOA 患者滑液中 HCgp-39 水平较健康者更高，并且与疾病的严重程度明显相关，是 KOA 潜在的生物标志物。有研究按照 K-L 分级将 KOA 患者进行分组，结果显示，不同 K-L 分级

患者的滑液中 HCgp-39 的浓度存在显著的统计学差异，并且滑液中 HCgp-39 的水平也与患者 K-L 分级呈显著正相关。此外，进一步进行 WOMAC 评分分析，结果显示滑液 HCgp-39 水平与 WOMAC 疼痛、肢体功能、关节僵硬等评分呈明显正相关。这种 KOA 患者关节液中 HCgp-39 水平与疾病严重程度的相关性，可作为一种潜在的评估 KOA 病理进展程度的生物标志物。

（二）白细胞介素 -17

IL-17 是一种促炎细胞因子，与风湿性关节炎、银屑病关节炎和强直性脊柱炎等自身免疫性疾病密切相关。IL-17 由 Th17 细胞、肥大细胞和骨髓细胞等分泌，促进软骨细胞和滑膜成纤维细胞中 IL-6 等促炎细胞因子的产生和释放。促炎细胞因子 IL-17 与类风湿性关节炎滑膜组织的局部炎症和关节破坏有关。IL-17 在类风湿性关节炎患者的血清、滑膜液和滑膜样本中浓度升高，并被证明会导致慢性炎症、软骨损伤和骨侵蚀。尽管 KOA 不被认为是一种自身免疫性疾病，IL-17 在其发生发展过程中同样发挥重要的作用。一项关于汉族原发性 KOA 的研究发现，IL-17 在 KOA 患者的膝关节滑液样本中可检测得到，并且 KOA 的严重程度（K-L 分级）、关节功能状况（Lequesne 指数）与 IL-17 的浓度呈明显正相关，提示 IL-17 不仅可作为诊断

KOA、判断疾病进展的有力生物标志物，其也可能在 KOA 的发病机制中起到重要的作用。

（三）缓激肽

激肽是参与炎症、血管和疼痛过程的最有效的自激蛋白之一。激肽又分为缓激肽（bradykinin，BK）、激肽和 t 激肽，均可在组织损伤和伤害性刺激时产生。BK 在血浆和炎症组织中形成，通过激活存在于多种细胞膜中的 B_2 受体，引发血管舒张、血浆外渗、免疫细胞激活、白细胞趋化诱导、痛觉神经元激活等过程。一项研究通过定量 KOA 患者膝关节滑液中的 BK 水平发现，非 KOA 患者滑液中的基础 BK 含量在 281～563pg/ml（平均 422pg/ml），而 KOA 患者滑液中 BK 含量在 2591～4264pg/ml（平均 3427pg/ml），并且 BK 的基础水平和生成水平与滑液中 IL-6 的含量呈显著正相关。这一结果提示 BK 可以作为预测 KOA 疾病进展的一种生物标志物。

（四）结论

滑液是存在于关节腔内的一类液体，与关节腔内的组织（如滑膜、软骨、韧带、脂肪等）直接接触，其中物质成分的变化与 KOA 疾病的变化密切相关，并且变化较为敏感。在前文已提及的生物标志物也可在滑液中发现类似的相关性，在此部分并未加以赘述，故仅提及滑液中的独特标志物，即 HCgp-39、IL-17 和缓激肽（BK）（表3-3）。此三种生物标志物均与 KOA 疾病进展程度呈正相关，均可为诊断 KOA 进展提供重要参考。

五、分子分期

分子紊乱是各种疾病病理生理学发生发展的基础，不同的分子紊乱决定了疾病不同的发生与转归。分子层面的改变往往发生在宏观层面的病理变化之前，而看似相同的疾病表现之下，也蕴含着不同的分子机制。

临床上，KOA 的诊断主要依赖于症状、体征和影像学表现，往往患者在前往医院寻求医疗帮助时就已发展为进展期 KOA，很有可能错过了最佳的治疗时机。此外，目前的诊断方法无法对症状与影像学表现都不明显的

表 3-3　滑液中的生物标志物、变化时期及趋势

生物标志物	变化时期	变化趋势
人甲壳质酶蛋白 40（HCgp-39）	全期	与 KOA 进展正相关
白细胞介素 -17（IL-17）	全期	与 KOA 进展正相关
缓激肽（BK）	全期	与 KOA 进展正相关

早期 KOA 进行有效的筛查与诊断。在 KOA 的治疗方面，目前"一刀切"的治疗方法忽视了每个个体分子机制的不同，导致"个体精准化"的缺失。此外，分期与治疗策略的错配，也大大降低了治疗策略本应有的治疗效果。因此，目前 KOA 保守治疗的效果并不理想。

为了配合传统 KOA 诊治方法并提高其有效性，考虑到临床实践应用的便捷性，笔者根据已有文献和理论假说，基于体液（滑液、血液和尿液）中代表性 KOA 相关分子的变化，将 KOA 分为 4 个时期（图 3-1）：前期、早期、进展期和终末期。为了指导更加精准的药物治疗，基于不同患者的病理生理学差异，笔者进一步将进展期 KOA 分成了 4 种亚型：软骨降解驱动型、骨重塑驱动型、炎症驱动型和疼痛驱动型。

（一）前期 KOA 的预测

在 KOA 可被现有手段诊断之前，膝关节就已因危险因素的存在而出现相应的分子代谢异常。通过筛选出各种与 KOA 危险因素相关的分子，将其量化，可在 KOA 尚未形成之前发出警告并进行有效干预，起到疾病预防的作用，对危险因素相关响应分子的检

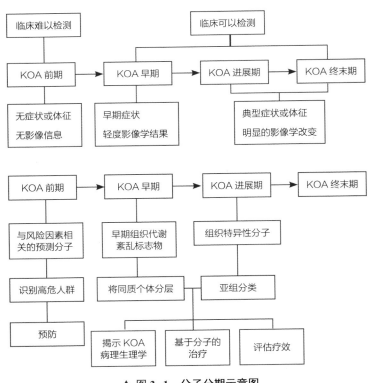

▲ 图 3-1 分子分期示意图

测可填补关节健康状态和临床可评估 KOA 之间缺乏有效检查手段的空白。

1. 肥胖相关分子

肥胖是对 KOA 最具影响力的危险因素之一。研究表明，KOA 的发病风险与体重指数（body mass index，BMI）的增高呈正相关，并且多达 2/3 的肥胖成年人会出现症状性 KOA。肥胖不仅会增加承重关节的机械应力，还会通过脂肪组织分泌各种脂肪因子，例如抵抗素和瘦素，这些脂肪因子可激活先天免疫反应，刺激 TNF-α、IL-1 和 IL-6 等炎症细胞因子表达。这些炎症细胞因子可促进 MMP 与 ADAMTS 分泌，促进软骨细胞外基质降解，同时抑制蛋白多糖和 II 型胶原合成，最终导致软骨和骨代谢紊乱。

监测血清瘦素和抵抗素水平有助于评估 KOA 的波动风险。研究表明，在肥胖受试者中，血清瘦素每升高 5μg/L，结构性 KOA 的风险就增加 30%，血清抵抗素水平甚至在 X 线片检测出 KOA 征象前 5 年就开始增加。对于肥胖的 KOA 高危人群，基于脂肪因子水平的升高，建议通过体重控制和有氧运动来减少脂肪组织质量。研究显示，超重的 KOA 患者在 20 周内减少 5% 的体重有助于缓解 KOA 症状。

2. 自身抗体

尽管 KOA 不是一种自身免疫性疾病，但软骨细胞应激和细胞外基质（extracellular matrix，ECM）降解等过程可触发适应性修复造成自身免疫反应，在血清中产生大量自身抗体。

血清中蛋氨酸腺苷转移酶 2β（methionine adenosyltransferase two beta，MAT2β）是编码甲硫氨酸腺苷转移酶（methionine adenosyltransferase，MAT）β 亚基的主要基因，在 S-腺苷甲硫氨酸（S-Adenosylmethionine，SAMe）的合成中有重要作用。蛋氨酸腺苷转移酶 2β 的自身抗体（methionine adenosyltransferase two beta autoantibodies，MAT2β-AAb）在 X 线片可诊断出 KOA 之前 8 年就已出现明显上升的趋势。在临床预后分析模型中加入 MAT2β-AAb 的水平可作为一种 KOA 预测的方法，大大提升 KOA 预测的效率。此外，对 MAT2β-AAb 的检测还可提供一种可能预防 KOA 的思路。例如，对于血清中 MAT2β-AAb 水平较高的人群，在膳食中补充 MAT2β 的代谢产物 SAMe 可能会延迟 KOA 的发生。有数据表明，饮食补充 SAMe 是一种有效控制 KOA 症状的方法。因此，基线 MAT2β-AAb 值评价有助于筛选出 KOA 高风险个体，患者也可能从补充 SAMe 中获益。

3. 关节损伤相关分子

既往关节损伤是 KOA 在关节水平的主要危险因素之一，其中以直接关节软骨损伤、前交叉韧带损伤和半月板撕裂与 KOA 发生之间的关系最为密切。这些损伤通过破坏生物力学和软骨中机械负荷的均匀分布，降低关节稳定性，从而引发KOA。

在反映膝关节损伤的分子中，软骨寡聚基质蛋白是最有前景的分子之一。COMP是一种在透明软骨中高表达的五聚糖蛋白，在维持软骨细胞增殖和细胞外基质网络的完整性中起着重要作用。正常和高强度的体力活动都能导致血清和滑液中COMP的增加，因此COMP可以作为反应关节表面磨损的敏感指标。在一项社区队列研究中，基线时血清COMP的最高四分位水平与影像学KOA的风险升高相关。急性前交叉韧带断裂后6周内滑液中COMP浓度增加2倍，并在接下来的5年随访中持续保持升高状态，提示COMP可作为损伤相关KOA的预测

因子。此外，更高的COMP基线水平也与KOA快速进展和较差的5年预后相关。

（二）KOA的早期诊断

早期KOA是指膝关节仅出现轻微组织学改变，未出现明显的宏观改变的时期，目前早期KOA的诊断标准包括患者报告的疼痛、功能障碍、临床体征和X线片上的K-L 0～2级（表3-4）。早期KOA的症状和体征难以引起注意，主要依赖于评估者自身医疗经验来诊断，具有一定的主观性。相反，分子水平的检测为早期KOA的诊断提供了客观的评估手段，并有助于将患者分为几种同质的分子表型，不同的表型可受益于相应特定的治疗策略。

表 3-4　早期膝骨关节炎（KOA）的评判标准		
早期 KOA		
3 条诊断标准		
1	膝关节痛	过去 1 年中至少有 2 次持续 10 天以上的疼痛
2	X 线标准	Kellgren-Lawrence 分级 0 级或 1 级或 2 级（仅有骨赘）
3	满足以下至少 1 条	
	关节镜	至少两个部位 ICRS 分级为 1～4 级，或一个部位 ICRS 分级为 2～4 级伴周围软化和肿胀
	MRI	满足以下至少 2 条
		软骨形态评分（WORMS）3～6 分
		软骨丢失大小（BLOKS）2～3 分
		半月板撕裂评分（BLOKS）3～4 分
		骨髓病变（WORMS）2～3 分

1. miRNA

分子紊乱是基因表达紊乱的结果，这种紊乱可由小 RNA（microRNA，miRNA）精细调节。通过抑制转录编码蛋白的功能，miRNA 可影响细胞的多种功能，包括软骨细胞表型维持、炎症微环境的调节和骨重塑。miRNA 系统失调所造成的分子紊乱为早期发现 KOA 提供参考。

早期 KOA 失调的 miRNA 中，miR-140 是最具代表性的分子标志物之一。miR-140 具有多种功能，能够维持软骨和骨骼的形成，抑制 IL-1 诱导的蛋白酶的产生，这表明它在减缓软骨降解的过程中发挥一定的作用。与健康个体相比，KOA 患者滑液中 miR-140 的水平显著降低，可以用来识别具有 KOA 初始病理生理现象的患者。

miR-210 也可作为早期 KOA 的敏感诊断指标。miR-210 是一种在缺氧状态下诱导血管生成的 miRNA，与正常人相比，在 KOA 情况下 miR-210 会出现明显上调，可作为早期 KOA 诊断的合适指标。此外，miR-146a 也可应用于早期 KOA 的诊断，其在早期 KOA 患者中表达量明显升高，并且晚期 KOA 中 miR-146a 的水平明显低于早期，因此，miR-146a 可作为早期 KOA 的敏感指标。

其他一些差异表达的 miRNA，都是有前景的早期 KOA 的分子标志物（表 3-5）。miR-19b-3p 和 miR-486-5p 在 KOA 中的表达上升，疼痛评分和 WOMAC 评分呈明显正相关，而 miR-122-5p 的水平与疼痛评分呈显著负相关。与健康个体相比，miR-186 在 KOA 患者中显著上调。miR-223 在 KOA 患者中的表达水平显著高于健康对照组，并且在 KOA 早期，miR-223 的表达明显高于 KOA 晚期，表现出很好的早期 KOA 诊断价值。对这些 miRNA 进行纵向监测是 KOA 早期诊断与治疗评估的有效工具。实际上，直接靶向 miRNA 的治疗方法，例如基于软骨细胞特异性适配体纳米粒的 miRNA 递送等，也是极具前景的 KOA 治疗模式。

2. IL-17 和 IL-15

白细胞介素是免疫细胞之间相互交流的重要介质，在细胞增殖、分化和炎症等方面具有重要作用。白细胞介素作为 KOA 病理生理中重要的角色，在早期 KOA 的诊断中也占据一席之地。

IL-17 是一个极具前景的早期 KOA 滑液生物标志物，其与炎症和组织重塑相关。它通过诱导基因转录或稳定靶标 mRNA 的翻译，可上调 IL-1β 和 TNF-α 等炎症基因的表达，从而起到促进 KOA 进展的作用。IL-17 也与 KOA 关节中的细胞衰老有关，研究表明，局部清除衰老的细胞可降低 IL-17 的表达。

KOA 患者关节滑液中的 IL-17 水平具有独特的波动变化特征（表 3-6）。

表 3-5　早期膝骨关节炎（KOA）的主要 miRNA 生物标志物

种　类	作用机制	对膝关节的作用	KOA 中的表达	检测体液
miRNA-210	诱导血管生成，通过靶向调节受体酪氨酸激酶配体 EphrinA3 和磷酸酪氨酸磷酸酶 -1B 来控制 VEGF 的表达水平	导致 KOA 滑膜炎症	上升	血液
miRNA-140	作用于 Dnpep，抑制 BMP 信号通路，降低 MMP-13	促进软骨细胞生长与功能维持	降低	血液
miRNA-146	作用于 Camk2d 和 Ppp3r2，诱导促炎细胞因子	抑制软骨基质相关基因表达的作用，抑制软骨细胞合成，促进炎症	上升	血液
miRNA-19b-3p	导致 PDGFRα 肌肉细胞成骨分化过程中成骨标志物基因转录和翻译的增加	—	上升	血液
miRNA-486-5p	通过 IGF-1/PI3K/Akt 通路抑制增生性瘢痕成纤维细胞中胶原的增殖	—	上升	血液
miRNA-122-5p	通过 RTK/Ras/MAPK 信号通路下调 SPRY2	促进成骨	下降	血液
miRNA-186-5p	通过靶向 IGF-1 促进细胞凋亡	—	上调	血液
miRNA-223	抑制 NLRP3 减轻软骨退变	减轻软骨退变	上调	血液

VEGF. 血管内皮生长因子；BMP. 骨形态发生蛋白；MMP. 基质金属蛋白酶；PDGF. 血小板衍生生长因子；IGF-1. 胰岛素生长因子 -1；PI3K. 磷脂酰肌醇 3 激酶；Akt. 苏氨酸激酶；RTK. 受体酪氨酸激酶；Ras. 三磷酸鸟苷结合蛋白；MAPK. 促分裂素原活化蛋白激酶；Camk2d. 钙 / 钙调蛋白依赖性蛋白激酶 IIδ；Ppp3r2. 蛋白磷酸酶 3 调节亚基 2；SPRY2. 即 Sprouty，是一种能够反馈抑制 RTK 信号通路的重要生物分子；NLRP3. NLR 家族 Pyrin 域蛋白 3

表 3-6　膝骨关节炎（KOA）患者滑液中白细胞介素（IL）-17 水平变化

组　别	健康对照组（n=106）	KOA 组（n=236）			
		K1（n=57）	K2（n=66）	K3（n=60）	K4（n=53）
IL-17 水平	2.17（1.53～3.37）	6.04（4.82～8.96）	6.35（5.09～10.09）	6.00（4.35～8.47）	5.85（4.10～7.38）
WOMAC- 疼痛评分		9（6～12）	10（9～14）	11（6～18）	14（9～18）

在 KOA 的早期，IL-17 的水平较正常人有显著提升；而随着 KOA 的进展，IL-17 的水平不升反降。这种独特的动态变化赋予 IL-17 提供 KOA 早期生物学证据的潜力，使 KOA 的早期识别和诊断成为可能。

此外，研究表明，关节内注射IL-17 的中和抗体可降低关节软骨变性程度和衰老标志物的表达。IL-17 抑制药（如 Secukinumab）已在银屑病关节炎的实验中取得了良好的疗效，并且有望在高 IL-17 水平的早期 KOA 患者中取得进展，更多结果需要在进一步的临床试验或临床实践中进行测试。

与 IL-17 相似，IL-15 也具有作为KOA 早期标志物的潜力。KOA 关节中的 IL-15 也具有早期升高晚期降低的特点，并且无论在病程的哪个时段，其IL-15 水平总是高于正常关节。目前针对 IL-15 在 KOA 病理生理过程中作用的研究较少，需要进一步研究来阐明其对 KOA 进程的影响与潜在作用的分子靶点。

3. HCgp-39

人软骨糖蛋白 39（human cartilage glycoprotein，HCgp-39）又称 YKL-40，是一类几丁质酶样蛋白，可反映内皮细胞损伤。HCgp-39 在人软骨细胞和滑膜细胞中广泛存在。血清 HCgp-39的含量受滑液中 HCgp-39 水平的影响，在 KOA 时血清和滑液中的 HCgp-39 水平均明显增加，并且血清中 HCgp-39的浓度与 WOMAC 评分呈明显正相关，提示 HCgp-39 对早期 KOA 具有一定的诊断价值。研究显示，给予早期 KOA患者氨基葡萄糖和双醋瑞因等治疗后，患者 WOMAC 评分与血清 HCgp-39 的浓度均有明显下降，提示 HCgp-39 在早期 KOA 的疗效评估上具有潜在的应用价值。

此外，值得注意的是，HCgp-39并不是特异性地存在于关节中，在肾脏、乳腺分泌物、大脑等组织中也有HCgp-39 的表达。临床上应用 HCgp-39 时，必须综合考虑患者全身因素的影响，并联合其他生物学标志物进行评估。已有研究表明，在早期 KOA 的诊断中，HCgp-39 联合 CTX-Ⅱ的方案相比 HCgp-39 单独评估方案具有更高的诊断敏感性。

（三）KOA 进展期

当患者的病情迅速发展或缓慢发展多年后，患者的症状、体征和影像学证据变得逐渐明显。患者通常会因为感受到明显的疼痛、功能障碍及关节畸形而自发寻求医疗介入，体格检查可发现膝关节不同程度的肿胀、压痛、活动度受限、畸形，存在关节腔积液的可出现浮髌试验阳性等。影像学检查特征较为突出，关节间隙明显狭窄，骨赘增生较多，有时可见游离体，严重者甚至出现周围骨质损伤。虽然这种"进展期 KOA"的诊断及治疗可能对于一个有经验的临床医生来说并不复杂，但 KOA 分子标志物仍能在KOA 的诊断中发挥举足轻重的作用。

X 线是临床上主要用于诊断 KOA的影像学工具，其优势是能直观反映患者关节间隙的狭窄、内外翻畸形、骨赘形成、游离体的位置和数量、骨硬化程度。但其对软骨具体磨损情况、关节积液、继发的半月板和韧带损伤、滑膜炎程度等无法做出有效的评价，X线的灵敏度和准确性也被人们所质疑。

如果说现有方法在宏观上无法完全准确地判断出病情的发展，那么在微观上对疾病的认识则远远不足。分子标志物的数值波动可以辅助现有诊断方式判断病情发展程度，起到辅助诊断效果。同时，不同患者分子标志物的个体差异化可帮助我们在微观层面上将患者按病理生理类型进行分类，指导治疗策略决断，做到个性化精准治疗。治疗后分子标志物的变化也可对治疗效果做出有效反馈，以及对预后进行判断。

尿液中Ⅱ型胶原C端端肽是软骨中Ⅱ型胶原的破坏产物，可侧面反映出X线上无法观察到的软骨破坏情况。结合MRI成像的研究显示，CTX-Ⅱ可以预测软骨磨损程度，并且其浓度与KOA的严重程度呈明显正相关。

Ⅰ型胶原是人骨骼中最常见的蛋白质之一，Ⅰ型胶原被成骨细胞分泌后，胞外的蛋白酶将Ⅰ型前胶原N端前肽（procollagen type Ⅰ N propeptide，PⅠNP）从Ⅰ型胶原前肽上切割下来。通过对PⅠNP的测定，可监测骨形成的发展程度。在进展期KOA中，软骨下骨硬化和骨赘形成是常见的病理过程，通过对PⅠNP的检测，可以辅助

X线评估患者骨质代谢状态。

神经生长因子（nerve growth factor，NGF）也是一种随着KOA病情发展而增加的指标，可以监测KOA病情的严重程度。同时，其在人体内发挥的生理作用与疼痛的产生紧密相关，对其数值的检测，可在患者疼痛治疗监测上起到辅助指导的作用。

KOA的各种症状在进展期逐渐变得明显起来，同时每个患者群体的表现也不尽相同。上述三种分子标志物只是进展期标志物的冰山一角，随着病情的恶化，分子标志物仅仅作为一种病情判断或是预测指标是远远不够的，对于KOA的治疗成为了进展期的主要矛盾。为了能使分子标志物充分指导患者的治疗，笔者由此提出KOA分子分型，具体内容将在后文进行详细论述。

（四）终末期KOA

KOA的进展是缓慢的，通常需要几年甚至几十年。随着病变的不断积累和发展，最终导致难以忍受的关节疼痛、功能下降甚至畸形。根据临床和影像学方法，终末期KOA的诊断非常简单。全膝关节置换术（total knee arthroplasty，TKA）是目前终末期KOA唯一有效的治疗方法，几乎不可能用药物逆转该时期的病理变化。虽然这些患者的诊断与治疗方法相对确切，但分子水平检测在终末期KOA

的预测和预后评估方面的价值仍不可小觑。

中性粒细胞 - 淋巴细胞比值（neutrophil-lymphocyte ratio，NLR）已被证明是一个有效的终末期 KOA 的预测指标。一项纳入 176 名 KOA 患者的临床研究显示，终末期 KOA 患者的 NLR 值明显高于早、中期 KOA 患者。进一步分析指出，NLR 大于 2.1 是其预测终末期 KOA 的阈值，特异度为 77%，灵敏度为 50%。由于目前 NLR 的检测无法通过一份血液样本而稳定获得，必须通过纵向研究来明确其意义。

血液中的 microRNA let-7e 也是终末期 KOA 的潜在预测分子，它的数值与 KOA 的进展呈负相关。miRNA-454 与 miRNA-885-5p 也被证明在终末期 KOA 的预测中分别呈负相关和正相关，也有成为终末期生物标志物的潜力。

分子标志物对于终末期 KOA 的手术评估具有辅助决策价值，与传统手术指征相结合，可更全面地指导临床医生选择最佳手术时机。

六、分子分型

相比于早期 KOA，现有的临床方法很容易获得足够的信息来诊断进展期 KOA，因为在此期症状、体征和影像学证据较为明显。然而，目前对于 KOA 的诊断和治疗仍是"一条规则适用于所有患者"，真能从药物治疗中获得可观受益的患者比例并不高。利用分子生物标志物将进展期 KOA 分型，可更准确地为靶向治疗提供证据。根据确定的分子谱，笔者将进展期 KOA 分为软骨降解驱动型、骨重塑驱动型、炎症驱动型和疼痛驱动型 4 种亚型。这些亚型代表了不同 KOA 患者亚群的不同病理生理机制，也可为不同亚群的 KOA 治疗方案提供更加精准化的依据（图 3-2）。

（一）软骨降解型

软骨降解是 KOA 最典型的病理表现。年龄的增长、软骨表面磨损、软骨的合成和分解代谢失衡等原因共同导致了软骨物理性质改变，使得软骨对受力破坏敏感性增加，其组成成分发生变化，最终失去软骨的完整性。被破坏的软骨不可能悄无声息地消失，这一过程留下的破坏痕迹主要是一些与软骨降解相关的分子。这些分子可直观地反映软骨破坏的程度，有助于评估疾病的进展情况并辅助阐明 KOA 的潜在病理生理机制，为软骨降解驱动型 KOA 的诊断、评估与治疗提供最直接的证据。

细胞外基质是构成关节软骨的框架，由于 KOA 病理过程中长期的机械磨损及蛋白降解酶的释放，软骨中 ECM 的损伤是不可避免的。体液中 ECM 降解的碎片是软骨受损的体现，可认为是 KOA 进展过程中软骨损伤的标志，其中Ⅱ型胶原（collagen Ⅱ，

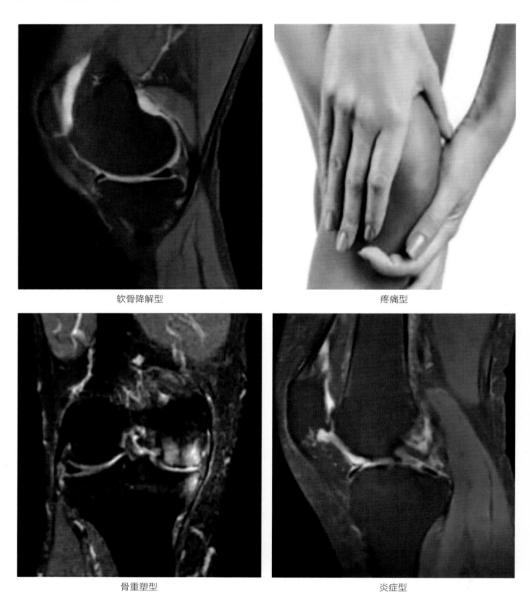

软骨降解型

疼痛型

骨重塑型

炎症型

▲ 图 3-2　膝骨关节炎（KOA）分子分型示意

Col-Ⅱ）的降解产物对于反映 KOA 软骨退变最为典型与特异。Col-Ⅱ C- 端肽片段是 Col-Ⅱ 被 MMP 和组织蛋白酶消化所产生，其在尿液中的浓度与 KOA 的严重程度呈明显正相关。值得注意的是，女性尿液中 CTX-Ⅱ 的含量显著高于男性，这种由性别带来的差异需要在临床使用该项指标时加以考虑。

除此之外，还有一些与胶原降解相关的生物学指标可在一定程度上反映软骨的退变程度。血清中被 MMP 降解的 Col-Ⅱ 片段（Col-Ⅱ degraded by MMP，C2M）与 K-L 分级量化的膝关节退变呈正相关。尿液中 Col-Ⅱ 的裂解新表位（cleavage neoepitope of Col-Ⅱ，C2C）的浓度在影像学确诊的 KOA 患者中显著增加，通过计算其时间整合浓度可预测 KOA 进展程度。因 Col-Ⅱ 的三螺旋结构变性而释放的 Coll2-1 可在尿液中检测到，其硝化形式 Coll2-1 NO_2 是在氧化条件下由软骨细胞中芳香氨基酸被过氧亚硝酸盐硝化而形成。在进展期 KOA 患者中，Coll2-1 和 Coll2-1 NO_2 均与 KOA 的严重程度呈显著正相关，其 1 年内的累积变化与常规影像学测量的关节间隙狭窄呈明显正相关，提示 KOA 病理生理过程中同时发生着 Col-Ⅱ 变性和氧化应激。更重要的是，实验室环境、采样条件和昼夜节律等对 Coll2-1 的浓度没有明显影响，这一特征确保了其可以作为评价 Col-Ⅱ 降解的稳定的生物标志物。

软骨细胞肥大化是软骨破坏过程中另一个特征性表现。肥大的软骨细胞中 X 型胶原的含量较正常软骨细胞明显增多，是检测肥大软骨细胞的主要标志物。通过评估软骨组织中 X 型胶原含量，可以评价软骨组织异常肥大的程度，从而划分出软骨降解驱动亚型 KOA。研究显示，尿液中 Col-X 新表位（Col10$_{neo}$）的水平与 K-L 评分呈正相关，说明其可作为潜在的软骨退变标志物（表 3-7）。

（二）骨重塑型

骨质重塑是成骨细胞负责的骨形成和破骨细胞负责的骨吸收同时作用的结果。影像学研究显示，骨吸收主要发生在 KOA 早期，而骨形成则主要发生于 KOA 晚期，最终在 KOA 晚期导致软骨下骨硬化和骨赘的形成（图 3-3）。虽然不是所有 KOA 患者都存在软骨下骨异常，但这常是部分患者最早出现的病理改变。鉴定出进展期 KOA 的分子谱将有助于识别骨重塑驱动型的患者，明确其骨重塑的主要机制，指出某些治疗策略未能靶向到异常骨重塑的原因，为抗吸收或抗异常

表 3-7　软骨降解型膝骨关节炎（KOA）的主要分子标志物			
名　称	KOA 中变化趋势	检测体液	其　他
CTX-Ⅱ	与严重程度正相关	尿液	可反映氨基葡萄糖的疗效
C2M	与严重程度正相关	血清	
Coll2-1、Coll2-1 NO_2	与严重程度正相关	尿液	Coll2-1 可反映关节腔注射透明质酸的疗效

CTX-Ⅱ. Ⅱ型胶原 C 端肽；C2M. 血清中被基质金属蛋白（MMP）降解的 Col-Ⅱ 片段

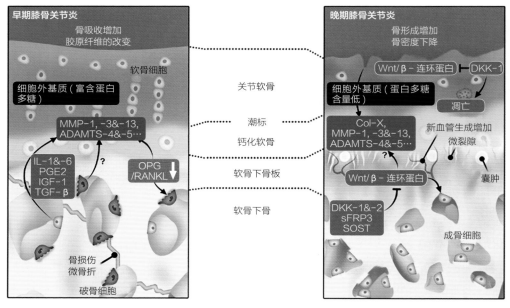

▲ 图 3-3　膝骨关节炎（KOA）早期骨代谢以骨吸收为主，晚期以骨形成为主

MMP. 基质金属蛋白酶；ADAMTS. 血小板反应蛋白解整合素金属肽酶；IL. 白细胞介素；PG. 前列腺素；IGF-1. 胰岛素生长因子 -1；TGF-β. 转化生长因子 -β；OPG. 护骨素；RANKL. NF-κB 配体的受体激活剂；SOST. 硬骨素；Col-X. X 型胶原；sFRP3. 人分泌型卷曲相关蛋白 3；DKK. Dickkopf 相关蛋白

骨形成药物的应用提供证据。

1. 骨吸收型

与软骨破坏相似，骨骼的破坏也通常有迹可循。在骨吸收为主的情况下，异常增多的破骨细胞通过分泌水解酶来溶解骨质。作为骨骼中含量最丰富的蛋白，Ⅰ型胶原（collagen-Ⅰ，Col-Ⅰ）的降解片段可被认为是破骨细胞运动增强的标志。Col-Ⅰ的 C- 端肽（C-telopeptide of type Ⅰ Collagen，CTX-Ⅰ）和 Col-Ⅰ的 N- 端肽（N-telopeptide of type Ⅰ Collagen，NTX-Ⅰ）片段是两个较有潜力的破骨细胞标志物。尿液 CTX-Ⅰ 和血清 NTX-Ⅰ 与 KOA 的症状和影像学严重程度呈正相关。同时，Col-Ⅰ 被 MMP 降解后的产物（Col-Ⅰ degraded by MMP，C1M），也可提示 KOA 的进展。抗酒石酸酸性磷酸酶 5b（tartrate resistant acid phosphatase，TRAP5b）（也被称为 ACP5）是破骨细胞产生的酶，对骨骼特异性较高。血清 TRAP5b 水平与 KOA 个体膝关节症状的严重程度呈明显正相关，为骨重塑过程中破骨细胞的聚集提供了证据，对其监测可反映破骨细胞的活跃程度。

2. 骨形成型

在 KOA 患者中，软骨下骨硬化和

骨赘形成是常见的临床表现，特别是在 KOA 晚期，成骨过程明显较破骨更加活跃。成骨细胞在增殖期表达高浓度的Ⅰ型胶原，N 末端Ⅰ型胶原延伸肽主要来源于骨Ⅰ型前胶原翻译后修饰，是一种公认的骨形成生物标志物。血清 PⅠNP 值与骨赘形成、异常成骨的增强有关，可作为明确骨形成型 KOA 与疾病进展的标志物。成骨细胞在基质成熟期表达高浓度的骨碱性磷酸酶（alkaline phosphatase，ALP），血清 ALP 活性也与 KOA 的严重程度呈正相关，血清 PⅠNP 和 ALP 的升高有助

于评估进展期 KOA 中异常骨形成过程。

（三）炎症型

软骨的降解与骨骼异常重塑是 KOA 较为突出的病理特征，随着对 KOA 病理生理学研究的深入，炎症在 KOA 发生发展中的重要性不断显现（图 3-4）。KOA 是一种慢性低度的炎症，临床上，许多 KOA 患者具有明显的炎症症状，例如疼痛、晨僵和发热等。研究表明，滑膜炎的存在与 KOA 的症状增加及软骨的破坏有着密不可分的联系。因此，针对低度炎症的治疗策

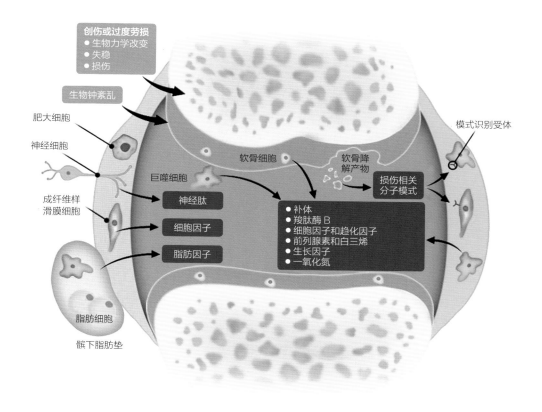

▲ 图 3-4　膝骨关节炎（KOA）的炎症环境示意图

略理论上能够阻止 KOA 的进展。但是，目前有关抗炎疗法的临床治疗效果大多都不理想，这有可能与 KOA 炎症的异质性有关，通过揭示疾病进展中 KOA 炎症分子的特征可能有助于招募同质患者进行药物临床试验，为 KOA 抗炎药物的开发提供参考。

1. 炎症因子

在与 KOA 发病相关的众多炎症因子中，最具代表性的是 IL-1β 和 TNF-α。它们不但可以抑制软骨合成代谢、促进软骨分解代谢，还可诱导其他促炎细胞因子的产生来维持局部炎症微环境。血清中 IL-1β 和 TNF-α 的水平与 KOA 的症状和影像学进展高度相关。IL-1Ra 是一种天然的 IL-1β 抑制物，其在血浆中的水平与症状性 KOA 的进展明显相关。IL-1Ra 通过与 IL-1β 受体竞争性结合而具有抗炎特性，它的升高表明组织暴露于炎症的水平升高和组织存在内源性拮抗 IL-1β。在不改变其生物活性的情况下，将 IL-1Ra 修饰后注入关节腔可为 KOA 的治疗提供新的见解。

2. 巨噬细胞相关因子

以巨噬细胞为首的免疫细胞在 KOA 病理生理中的作用也越发引起人们的关注（图 3-5）。研究表明，M₁ 型

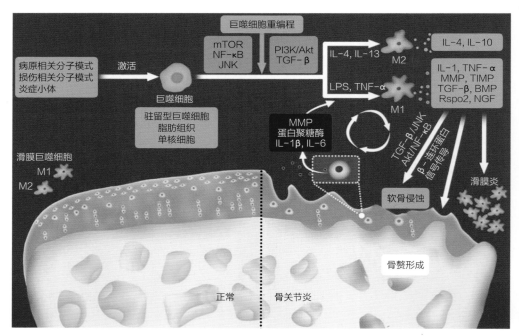

▲ 图 3-5　巨噬细胞在膝骨关节炎（KOA）进展中的作用

MMP. 基质金属蛋白酶；IL. 白细胞介素；PI3K. 磷脂酰肌醇 3 激酶；Akt. 苏氨酸激酶；TGF-β. 转化生长因子 -β；JNK. 应激活化蛋白激酶；TNF. 肿瘤坏死因子；TIMP. 金属蛋白酶组织抑制物；BMP. 骨形态发生蛋白；NGF. 神经生长因子；Rspo 2. 人 R- 脊椎蛋白 2；LPS. 脂多糖

巨噬细胞（也被称为促炎型巨噬细胞）在 KOA 关节中高表达蛋白水解酶，可诱导关节软骨损伤。M_2 型巨噬细胞虽然被称为抗炎型巨噬细胞，但其仍具有分泌 MMP 损伤关节软骨的能力。一些反映巨噬细胞浸润和积累的分子已被提出作为生物标志物，在 KOA 患者的诊断评估中有较好的潜力。

趋化因子，例如 C-C 模体趋化因子 3（C-C motif chemokine，CCL3）和 C-C 模体趋化因子 4（C-C motif chemokine，CCL4），因为在 KOA 关节中受到各种促炎细胞因子诱导而表达上调，其诱导免疫细胞趋化的作用促进了 KOA 炎症的发生与发展。同时，血浆趋化因子的水平与巨噬细胞的浸润和 KOA 滑膜炎的进展及其严重程度密切相关，这为诊断炎症型 KOA 提供了新的潜力标志物。

CD14 和 CD163 是两个巨噬细胞的可溶性标志物，其在滑液中的水平与滑膜中活化巨噬细胞的丰度呈显著正相关，可用于精准评估巨噬细胞介导的滑膜炎进展。脂多糖（lipopolysaccharide，LPS）和 LPS 结合蛋白（LPS binding protein，LBP）与膝关节中活化的巨噬细胞数量呈正相关，它们的水平也与 WOMAC 评分和自诉膝关节疼痛等临床表现明显相关。考虑到巨噬细胞在 KOA 炎症中的重要性，更多巨噬细胞相关因子还有待被发掘，这些因子将为靶向 KOA 巨噬细胞从而减

轻滑膜炎的治疗方案提供坚实的证据。

3. 全身炎症

越来越多的证据表明，全身性炎症在 KOA 的发病机制中也起到重要作用。例如，肥胖是 KOA 进展的一个重要危险因素，这不仅是由于膝关节机械负荷增加，还与肥胖患者肠道菌群的扰动和持续低度的全身炎症反应相关。肥胖引起的脂肪因子（如瘦素、脂联素等）水平升高，可进一步诱导炎症介质的产生，进而增加关节内 MMP 的产生，从而促进 KOA 病程的发展。C 反应蛋白（C-reactive protein，CRP）和 IL-6 可由脂肪细胞产生，减重可以通过降低 CRP 和 IL-6 的全身水平来缓解 KOA 症状。识别炎症型 KOA 的分子谱，包括局部和系统性炎症细胞因子，将有助于揭示主要的炎症机制，并对不同分子特征的 KOA 患者进行分型。这一策略有助于炎症型 KOA 的诊断和基于分子机制的治疗策略发展。

（四）疼痛型

疼痛是推动 KOA 患者寻求医疗帮助的重要原因，同时也是医生决策临床治疗模式的主要参考之一。目前，KOA 疼痛主要由非甾体抗炎药和镇痛药控制，但缓解效果持续时间短，并且长期用药会带来不可避免的不良反应。研究显示，疼痛的存在和严重程度与关节骨质的病变和滑膜炎的严重程度密切相关，这提示了 KOA 的疼痛

机制可能与炎症或骨重塑相关。通过阐明 KOA 疼痛的复杂机制并筛选出其特征性的生物标志物，将有助于针对疼痛机制制订更加精准的镇痛策略。

1. C 反应蛋白

C 反应蛋白是用于反映长期炎症状态的炎症相关分子，血清高敏 CRP（high sensitivity CRP，hs-CRP）水平与膝关节疼痛均与关节功能下降显著相关，并且这两者还可提高关节对于疼痛的敏感性，但与 KOA 的影像学严重程度相关性较弱。体液检测方面，血清和滑液中 CRP 浓度的变化趋势是一致的，并且随着 KOA 治疗的进行，血清和滑液中的 CRP 浓度也会发生相对应的变化。因此，CRP 水平可成为监测炎症性疼痛患者的选择，同时也是反映 KOA 疼痛症状和镇痛疗效的良好指标。另外，CRP 的金属蛋白酶水解产物 CRPM 在血清中的浓度与中枢性疼痛敏感化和症状性 KOA 进展的风险有关。

值得注意的是，CRP 和 CRPM 的水平可能受多种病理生理紊乱的影响而出现波动，这在一定程度上降低了它们用于诊断 KOA 的特异性。怎样结合其他分子共同评价 KOA 并以此来提高 CRP 对 KOA 疼痛的特异性是需要在未来研究中讨论的问题。

2. 缓激肽

缓激肽是一种血管扩张剂和炎性物质，其可由滑膜产生，通过刺激和增敏感觉神经纤维引起疼痛反应。研究表明，缓激肽在滑液中的水平与 KOA 的进展相关，也可作为疼痛型 KOA 的备选标志物之一。缓激肽拮抗药已被证明可产生持久性的镇痛作用，是一种可以参考的治疗方法。

3. 神经因子

在骨重塑过程中，多种神经因子在感觉神经支配中起着重要作用。瞬时受体电位香草素 1（transient receptor potential channel-vanilloid subfamily member 1，TRPV1）是伤害感觉神经元上表达的一种阳离子通道，其在破骨细胞上表达并可调节破骨细胞分化。在 KOA 的骨吸收过程中，破骨细胞分泌 H^+ 诱导形成酸性微环境，可激活 TRPV1（图 3-6）。该受体负责转录激活降钙素基因相关肽（calcitonin gene-related peptide，CGRP），直接刺激或增敏痛觉神经元，引起疼痛症状。研究表明，CGRP 水平与 KOA 的 K-L 分级和 WOMAC 疼痛评分呈显著正相关，提示其具有反映疼痛型 KOA 病理进展的潜力。阻止 TRPV1 通道开放和 CGRP 的表达是抑制 KOA 炎性疼痛的一种可能的治疗手段。

KOA 患者存在着不同程度的中枢及外周痛觉神经通路增敏，这也是 KOA 产生疼痛的另一种重要机制。包括前列腺素 E_2、缓激肽在内的多种炎性介质，以及病变关节周围产生的各种理化刺激，都可以通过刺激伤害感

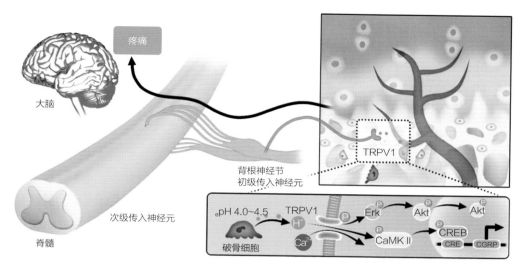

▲ 图 3-6　酸性微环境诱导膝骨关节炎（KOA）疼痛

TRPV1. 瞬时受体电位通道辣椒素家族 1；Erk. 细胞外调节蛋白激酶；Akt. 苏氨酸激酶；CaMKⅡ. 钙调素依赖蛋白激酶Ⅱ；CREB. 环磷酸腺苷反应元件结合蛋白；CRE. 环磷酸腺苷反应元件；CGRP. 降钙素基因相关肽

受器来产生疼痛感。

前破骨细胞可产生神经生长因子，它是软骨下神经支配的关键驱动因子。研究表明，NGF 可以通过增敏痛觉感受器来影响 OA 的痛觉产生水平。在 KOA 患者的血清和滑液中，NGF 及其受体 TrKA 和 p75NTR 的水平呈 KOA 分期依赖性增加，对 NGF 及受体的检测可反映疼痛型 KOA 的进展。

下行易化或抑制在维持中枢敏感性方面发挥着重要的作用，也与广泛的疼痛过敏有关。研究表明，KOA 患者下行疼痛传导通路的疼痛抑制效力受损。去甲肾上腺素是参与下行疼痛传导通路的重要神经递质，度洛西汀通过抑制神经元对去甲肾上腺素的再摄取来提高其在中枢神经系统内的浓度，进而缓解 KOA 疼痛，其疗效已得到国际上的广泛认可。进一步研究 KOA 患者中枢疼痛的机制及其相关生物标志物可进一步明确患者疼痛来源，给予其个体化的疼痛治疗。

总的来说，进一步探索 KOA 疼痛的分子机制有助于辨别疼痛型 KOA 患者。对于这些患者，镇痛将是第一治疗选择。根据主要的分子机制，开发对应的止痛药物将是很好的治疗思路。

七、以分子机制为基础的 KOA 治疗

疾病的治疗一直是临床医生与科研人员所讨论的中心话题之一，每年都有大量的科研资源被用于 KOA 治疗药物的研发。除此之外，各学术组织

都会定期根据近年来临床工作经验以及量化的治疗效果来制订 KOA 的治疗指南。

目前，改变生活方式、非甾体抗炎药（nonsteroidal anti-inflammatory drugs，NSAID）等传统治疗方式被推荐用于缓解 KOA。各指南所共识的 KOA 治疗主要是疾病相关健康宣教、运动（主要是太极等修养身心的低强度运动）和体重管理。这三点主要是生活方式的改变，对于一般患者来说完成难度并不大，并且不具有药物相关的不良反应，普遍适合所有 KOA 患者。NSAID 一直是 KOA 疼痛缓解的主要选择用药，选择性环氧合酶 2（cyclooxygenase-2，COX-2）抑制药和局部 NSAID 相比传统口服 NSAID 具有更轻微的胃肠道反应等不良反应。关节腔注射糖皮质激素虽然能在短期内缓解患者的关节疼痛，但是长期随访结果显示，其远期效果并不理想，并且有潜在软骨损伤与糖皮质激素相关全身不良反应的风险。此外，一些应用广泛的治疗方式仍存在争议（如关节腔注射透明质酸），而一些新兴治疗方式也逐渐得到业内专家的认可（如度洛西汀）。膝骨关节炎的阶梯治疗分为三个阶段，其中的第一阶段，使用药物保守治疗仅能够起到一定程度上的减轻症状的作用，并没有做到针对某种类型的患者采用独特的用药方案，这样的治疗方式不可避免地走向需要进行手术治疗的下一阶段。笔者认为，在第一阶段的个体化用药而非普适性地选用固定的药物搭配是未来治疗的方向及目标。

尽管如此，指南之间的争议仍然存在，每年都有大量的药物被研发出来，耗费了大量的时间、物力和财力，但效果却褒贬不一。这主要原因是目前没有一种药物能够对 KOA 的病情起到逆转作用，并且各种药物的效用存在个体性差异，整体化的用药方案无法在病理生理情况具有差异性的个体上发挥优势。基于我们之前章节提出的 KOA 分子分型，可将不同病理生理特征的患者进行分类，通过检测其生物标志物的表达，来制订个性化的给药方案，同时结合健康宣教、运动和体重管理等普遍性生活方式改善，使现有药物的治疗作用得到有效的发挥，将药物资源对号入座，投入到需要的地方去，避免决策性的浪费。

（一）软骨降解型 KOA 的治疗

氨基葡萄糖对于关节外科的临床医生来说是再熟悉不过的 KOA 常规用药，其可促进软骨细胞外基质的合成并抑制关节软骨 Col-II 的降解，进而起到保护软骨的作用。然而，临床上对于氨基葡萄糖的疗效一直存有争议，但部分门诊患者的治疗效果尚佳。究其原因，根据目前的指南推荐，氨基葡萄糖使用的时机和患者所处的病理机制错配可能是导致整体疗效不明确的原因。氨基葡萄糖主要适用于软骨降解型 KOA。CTX-Ⅱ是软骨降解型 KOA 的典型生物标志物，尿液中 CTX-Ⅱ的变化幅度与目前临床上氨基葡萄糖的疗效有关，KOA 患者尿液中 CTX-Ⅱ的水平会在氨基葡萄糖治疗后出现下降，说明监测尿液中 CTX-Ⅱ的浓度有助于筛选从软骨保护治疗中受益最大的患者，并动态评估其治疗效果。

Col-Ⅱ的三螺旋结构变性释放的 Coll2-1 可在尿液中检测到，其浓度对关节内注射透明质酸的治疗具有反应性变化，目前学术界对于透明质酸疗效存在争议，通过测量尿液 Coll2-1 的浓度来监测透明质酸疗效可有效筛选出对其疗效敏感的人群，指导下一步治疗方案。

（二）骨重塑型 KOA 的治疗

对于以骨吸收过程为主的 KOA 患者，骨吸收型生物标志物有利于其与骨重塑型 KOA 相鉴别。骨吸收过程为主的 KOA 患者如果使用抗骨形成的药物治疗，则极有可能适得其反。使用破骨细胞蛋白降解酶的抑制药，可有效抑制骨吸收作用。例如，在使用选择性组织蛋白酶 K 抑制药 MIV-71176 治疗后，破骨细胞标志物 CTX-Ⅰ和 NTX-Ⅰ的水平以药物剂量依赖的方式显著降低，表示其可有效地保护骨组织不受破坏。其他一些抗骨吸收的药物包括二膦酸盐和降钙素等。在目前的临床试验中抗骨吸收的作用并没有达到预期，这可能是由于目前的临床试验并没有将骨吸收相关的分子作为筛选受试者的纳入标准，受试者因为分子水平的异质性导致研究结果不明确。

目前针对异常骨形成的治疗药物较少。进一步完善 KOA 分子分型有助于纳入生物同质、骨重塑活跃的 KOA 患者，并为促进靶向骨重塑药物治疗获得最大的效果提供保障。

（三）炎症型 KOA 的治疗

NSAID 一直是 KOA 抗炎的一线治疗药物，其应用广泛，并长期得到业界的广泛认可。在 NSAID 和甾体激素对于 KOA 的疗效不明确的时候，一些抗 IL-1β 和抗 TNF-α 疗法表现出良好的镇痛作用。

在一项白介素抑制药的试验中，ABT-981 是一种可以靶向 IL-1α 和 IL-1β 的免疫球蛋白，皮下注射 ABT-981 后，可观察到患者中性粒细胞绝对计数、血清 IL-1α/IL-1β 浓度、高敏 C 反应蛋白和基质金属蛋白酶衍生Ⅰ型胶原的浓度显著降低，并且药物耐受性良好。但同时也要注意，忽视与治疗机制匹配的疾病分子特征会导致靶向 IL-1β 治疗的失败。

阿达木单抗是一种 TNF-α 抑制药，研究者在一位服用大量 NSAID 之后并未得到有效病情缓解的患者身上使用

阿达木单抗进行 TNF-α 抑制治疗，6
月后，该患者的疼痛症状得到明显改
善，MRI 提示滑膜炎、骨髓水肿显著
减少。

肥胖所造成的长期低度炎症也被
认为是 KOA 发病的一个因素，对于身
材肥胖的患者，体重管理将是减轻其
全身性炎症的有效手段。

对 KOA 炎症分子标志物及全身炎
症的认识将帮助研究者开发出更多的
抗炎药物和治疗方案，使得在 NSAID
控制不佳后，"后继有药"。

（四）疼痛型 KOA 的治疗

除了生活习惯的调整之外，目前
KOA 的镇痛主要集中在抗炎策略上。
炎症不仅通过炎症因子、激活 MMP 等
方式引起组织损伤，还可以使痛觉感
受变得更为敏感。

临床上主要的镇痛一线药物还是
NSAID。关节腔内注射糖皮质激素也
被证明短期内对 KOA 的疼痛缓解有
效，但其长期效果得不到有效保证。
关节腔透明质酸注射的疗效存在广泛
争议。度洛西汀是一种 5-羟色胺和去
甲肾上腺素再摄取抑制药，通常用于
抗抑郁治疗，研究表明，度洛西汀对
于 KOA 疼痛的缓解有效，但其具有胃
肠道不良反应，使用时需要再三权衡
利弊。

体液中疼痛或炎症相关分子可作
为有效抑制疼痛的新靶点，为疼痛治

疗提供新的药物选择。同时，通过对
疼痛型 KOA 患者进行疼痛相关生物标
志物检测，可为不同分子机制的疼痛
患者制订个性化镇痛策略。

在 KOA 患者中，关节腔内注射缓
激肽 B_2 受体拮抗药表现出较为持久的
镇痛效果，这种基于分子机制的镇痛
治疗为 KOA 疼痛管理提供了一个可参
考的治疗方法。

Galcanezumab 是一种 CGRP 抑制
药，已经在偏头痛治疗上有所应用。研
究表明，KOA 患者皮下注射 Galcane-
zumab 2 月后，关节运动功能、关节僵
硬和疼痛有所缓解。

一些研究尝试利用神经生长因子
和单克隆抗体减缓 KOA 疼痛，并取得
良好的治疗效果，但尚存在原因不明
的不良反应，为推动靶向 NGF 的镇痛
治疗模式，进一步研究应关注 NGF 阻
断治疗不良反应的产生机制。

八、分子分型的未来

基于分子的 KOA 分期与分型是一
种新型的 KOA 诊疗理念，随着越来越
多候选分子的加入，以及更多 KOA 分
子机制的阐明，分子分期与分型对临
床和基础研究的意义与影响力也会日
益增强。

利用分子标志物预测 KOA 高风险
人群，通过改善其生活方式，有望减
少人群中 KOA 的发病率。早期 KOA
是 KOA 治疗有效率最高的时期，但是

往往难以被察觉和诊断，通过分子标志物的筛查，可以提高早期 KOA 的诊断率，做到早发现早治疗。通过分子标志物可以将 KOA 分为软骨降解型、骨重塑型、炎症型与疼痛型，这为临床诊断提供了更具病理生理学逻辑的依据。针对不同的分子标志物，将同质患者进行分组，这不仅为新分子靶向药的开发提供了证据，也使患者的治疗更加个体化。

KOA 亚型相互不排斥，有时还会重叠，例如，软骨下骨病变患者通常也会合并疼痛。这并不会降低分子分型的临床意义，因为分子分型可为针对不同病理生理学机制进行联合治疗提供参考。

此外，传统临床诊断方法，如症状、体征和影像学检查仍然是不可忽略的，绝不能排除在分子诊断之外。通过将现有的临床诊疗证据与分子指标相互结合，使临床与影像学特征应用于 KOA 亚型的筛选，分子特征应用于预测高危个体和治疗药物的选择，从而制订出对于每一个患者来说最佳的诊疗方案。

基于分子的 KOA 分期与分型在目前阶段也具有一些局限性。为了防止其他疾病与特殊生理状态的影响，对 KOA 分子标志物的评估应优先考虑基线条件相似的人群。未来的研究还应侧重于探索单个或多个分子组合的有效性和阈值，探索新的分子，完善分

子分型，促进其临床应用。针对分子特征的特异性治疗效果还需要在纵向研究中进一步验证。

九、结论与展望

长期以来，KOA 的诊疗高度依赖于症状、体征和影像学检查结果，而以此为指导的治疗模式可能会出现药物的作用机制与疾病的病理过程错配的现象，这可能是目前 KOA 保守治疗效果不佳的原因之一。针对此现状，对 KOA 患者体液的检查为 KOA 的精准诊断与个体化治疗提供了新的思路。体液是人体多种组织代谢的环境基础，相应的营养物质及代谢产物都可在体液中有所体现。在 KOA 病理环境下，软骨、滑膜、软骨下骨等组织的代谢产物可进入滑液、血液与尿液中。虽然血液和尿液中也存在一定的分子标志物可反映 KOA 的疾病状态，但是，滑液由于与关节内多种组织直接接触而被认为是 KOA 体液诊断的金标准。

近些年来，关于体液中 KOA 分子标志物的研究如雨后春笋般不断涌现，这也预示着 KOA 分子诊疗时代的到来。笔者以体液中可反映 KOA 疾病状态的分子标志物为基础，将 KOA 分成前期、早期、进展期和终末期，为精准指导治疗，又进一步根据分子特点将进展期 KOA 分为软骨退变型、骨重塑型、炎症型和疼痛型。尽管目前 KOA 的分子分期与分型处于早期发展

阶段，但是此理念有助于提示临床和科研工作者在 KOA 相关研究中更多地关注将新型的疾病治疗模式精准地匹配到相应的 KOA 时期与亚型之中，或许能够收获意想不到的结果。

考虑到临床实践的可操作性与便捷性，在未来的研究中，使用广谱的手段筛选 KOA 患者体液（尤其是滑液）

中的分子图谱，并以此为基础划分更加精准的疾病亚型，寻找相应的分子特点和关键病理机制，更新 KOA 分子分期与分型，进一步开发以疾病发病机制为基础的精准治疗方案对未来 KOA 的分子精准诊断与个体化治疗模式具有重要的推动意义。

参考文献

［1］ Kraus VB, Blanco FJ, Englund M, et al.Call for standardized definitions of osteoarthritis and risk stratification for clinical trials and clinical use[J].Osteoarthritis Cartilage, 2015, 23(8): 1233-41.

［2］ Martel-Pelletier J, Barr AJ, Cicuttini FM, et al.Osteoarthritis[J].Nat Rev Dis Primers, 2016, 2: 16072.

［3］ Fu K, Robbins SR, Mcdougall JJ.Osteoarthritis: the genesis of pain[J].Rheumatology(Oxford), 2018, 57(suppl_4): iv43-iv50.

［4］ Loeser RF, Collins JA, Diekman BO.Ageing and the pathogenesis of osteoarthritis[J].Nat Rev Rheumatol, 2016, 12(7): 412-20.

［5］ Robinson WH, Lepus CM, Wang Q, et al.Low-grade inflammation as a key mediator of the pathogenesis of osteoarthritis[J].Nat Rev Rheumatol, 2016, 12(10): 580-92.

［6］ Burr DB, Gallant MA.Bone remodelling in osteoarthritis[J].Nat Rev Rheumatol, 2012, 8(11): 665-73.

［7］ Hsia AW, Emami AJ, Tarke FD, et al.Osteophytes and fracture calluses share developmental milestones and are diminished by unloading[J].J Orthop Res, 2018, 36(2): 699-710.

［8］ Sung WH, Tsao YT, Shen CJ, et al.Small-volume detection: platform developments for clinically-relevant applications[J].J Nanobiotechnology, 2021, 19(1): 114.

［9］ Lv Z, Yang YX, Li J, et al.Molecular Classification of Knee Osteoarthritis[J].Front Cell Dev Biol, 2021, 9: 725568.

［10］ Sharma L.Osteoarthritis of the Knee[J].N Engl J Med, 2021, 384(1): 51-59.

［11］ Nguyen C, Lefevre-Colau MM, Poiraudeau S, et al.Evidence and recommendations for use of intra-articular injections for knee osteoarthritis[J].Ann Phys Rehabil Med, 2016, 59(3): 184-189.

［12］ Sharif M, Saxne T, Shepstone L, et al.Relationship between serum cartilage oligomeric matrix protein levels and disease progression in osteoarthritis of the knee joint[J].Br J Rheumatol, 1995, 34(4): 306-10.

［13］ Akinmade A, Oginni LM, Adegbehingbe OO, et al.Serum cartilage oligomeric matrix protein as a biomarker for predicting development and progression of knee osteoarthritis[J].Int Orthop, 2021, 45(3): 551-557.

［14］ Ma T, Zhang Z, Song X, et al.Combined detection of COMP and CS846 biomarkers in experimental rat osteoarthritis: a potential approach for assessment and diagnosis of osteoarthritis[J].J Orthop Surg Res, 2018, 13(1): 230.

［15］ Hu Q, Ecker M.Overview of MMP-13 as a Promising Target for the Treatment of Osteoarthritis[J].Int J Mol Sci, 2021, 22(4): 1742.

［16］ Ruan G, Xu J, Wang K, et al.Associations between knee structural measures, circulating inflammatory factors and MMP13 in patients with knee osteoarthritis[J].Osteoarthritis Cartilage, 2018, 26(8): 1063-1069.

［17］ Watanabe H.Cartilage proteoglycan aggregate: structure and function[J].Clin Calcium, 2004, 14(7): 9-14.

［18］ Sasaki E, Tsuda E, Yamamoto Y, et al.Serum hyaluronic acid concentration predicts the progression of joint space narrowing in normal knees and established knee osteoarthritis-a five-year prospective cohort study[J].Arthritis Res

Ther, 2015, 17: 283.

[19] Zhu J, Ruan G, Cen H, et al.Association of serum levels of inflammatory markers and adipokines with joint symptoms and structures in participants with knee osteoarthritis[J].Rheumatology(Oxford), 2022, 61(3): 1044-1052.

[20] Piao S, Du W, Wei Y, et al.Protectin DX attenuates IL-1β-induced inflammation via the AMPK/NF-κB pathway in chondrocytes and ameliorates osteoarthritis progression in a rat model[J].Int Immunopharmacol, 2020, 78: 106043.

[21] Ozler K, Aktas E, Atay C, et al.Serum and knee synovial fluid matrixmetalloproteinase-13 and tumor necrosis factor-alpha levels in patients with late stage osteoarthritis[J].Acta Orthop Traumatol Turc, 2016, 50(6): 670-673.

[22] Echeverry G, Hortin GL, Rai AJ.Introduction to urinalysis: historical perspectives and clinical application[J].Methods Mol Biol, 2010, 641: 1-12.

[23] Sharif M, Kirwan J, Charni N, et al.A 5-yr longitudinal study of type ⅡA collagen synthesis and total type Ⅱ collagen degradation in patients with knee osteoarthritis-association with disease progression[J].Rheumatology(Oxford), 2007, 46(6): 938-43.

[24] Liu CX, Gao G, Qin XQ, et al.Correlation Analysis of C-terminal telopeptide of collagen type Ⅱ and Interleukin-1beta for Early Diagnosis of Knee Osteoarthritis[J].Orthop Surg, 2020, 12(1): 286-294.

[25] Bihlet AR, Byrjalsen I, Bay-Jensen AC, et al.Associations between biomarkers of bone and cartilage turnover, gender, pain categories and radiographic severity in knee osteoarthritis[J]. Arthritis Res Ther, 2019, 21(1): 203.

[26] Xin L, Wu Z, Qu Q, et al.Comparative study of CTX-Ⅱ, Zn^{2+}, and Ca^{2+} from the urine for knee osteoarthritis patients and healthy individuals[J].Medicine(Baltimore), 2017, 96(32): e7593.

[27] Gineyts E, Garnero P, Delmas PD.Urinary excretion of glucosyl-galactosyl pyridinoline: a specific biochemical marker of synovium degradation[J].Rheumatology(Oxford), 2001, 40(3): 315-23.

[28] Garnero P, Piperno M, Gineyts E, et al.Cross sectional evaluation of biochemical markers of bone, cartilage, and synovial tissue metabolism in patients with knee osteoarthritis: relations with disease activity and joint damage[J].Ann Rheum Dis, 2001, 60(6): 619-26.

[29] Robins SP.Collagen crosslinks in metabolic bone disease[J].Acta Orthop Scand Suppl, 1995, 266: 171-5.

[30] Bettica P, Cline G, Hart DJ, et al.Evidence for increased bone resorption in patients with progressive knee osteoarthritis: longitudinal results from the Chingford study[J].Arthritis Rheum, 2002, 46(12): 3178-84.

[31] Tercic D, Bozic B.The basis of the synovial fluid analysis[J].Clin Chem Lab Med, 2001, 39(12): 1221-6.

[32] Volck B, Johansen JS, Stoltenberg M, et al. Studies on YKL-40 in knee joints of patients with rheumatoid arthritis and osteoarthritis.Involvement of YKL-40 in the joint pathology[J]. Osteoarthritis Cartilage, 2001, 9(3): 203-14.

[33] Volck B, Ostergaard K, Johansen JS, et al.The distribution of YKL-40 in osteoarthritic and normal human articular cartilage[J].Scand J Rheumatol, 1999, 28(3): 171-9.

[34] Vaananen T, Koskinen A, Paukkeri EL, et al.YKL-40 as a novel factor associated with inflammation and catabolic mechanisms in osteoarthritic joints[J].Mediators Inflamm, 2014, 2014: 215140.

[35] Guan J, Feng LI, Song YZ, et al.Correlation between synovial fluid YKL-40 and extent of osteoarthritis[J].Orthopedic Journal of China, 2017.

[36] Shahrara S, Pickens SR, Mandelin AM, et al.IL-17-mediated monocyte migration occurs partially through CC chemokine ligand 2/monocyte chemoattractant protein-1 induction[J].J Immunol, 2010, 184(8): 4479-87.

[37] Roşu A, Mărgăritescu C, Stepan A, et al.IL-17 patterns in synovium, serum and synovial fluid from treatment-naïve, early rheumatoid arthritis patients[J].Rom J Morphol Embryol, 2012, 53(1): 73-80.

[38] Peck A, Mellins ED.Breaking old paradigms: Th17 cells in autoimmune arthritis[J].Clin Immunol, 2009, 132(3): 295-304.

[39] Alaaeddine N, Okais J, Ballane L, et al.Use of complementary and alternative therapy among patients with rheumatoid arthritis and osteoarthritis[J].J Clin Nurs, 2012, 21(21-22): 3198-204.

[40] Chen B, Deng Y, Tan Y, et al.Association between severity of knee osteoarthritis and serum and synovial fluid interleukin 17 concentrations[J].J Int Med Res, 2014, 42(1): 138-44.

[41] Couture R, Harrisson M, Vianna RM, et al.Kinin receptors in pain and inflammation[J].Eur J Pharmacol, 2001, 429(1-3): 161-76.

[42] Meini S, Maggi CA.Knee osteoarthritis: a role for bradykinin?[J].Inflamm Res, 2008, 57(8): 351-61.

[43] De Falco L, Fioravanti A, Galeazzi M, et al.Bradykinin and its role in osteoarthritis[J].Reuma-

tismo, 2013, 65(3): 97-104.

［44］ Hunter DJ, Bierma-Zeinstra S.Osteoarthritis[J]. Lancet, 2019, 393(10182): 1745-59.

［45］ Menashe L, Hirko K, Losina E, et al.The diagnostic performance of MRI in osteoarthritis: a systematic review and meta-analysis[J].Osteoarthritis Cartilage, 2012, 20(1): 13-21.

［46］ Lv Z, Yang YX, Li J, et al.Molecular Classification of Knee Osteoarthritis[J].Front Cell Dev Biol, 2021, 9: 725568.

［47］ Ryd L, Brittberg M, Eriksson K, et al.Pre-Osteoarthritis: Definition and Diagnosis of an Elusive Clinical Entity[J].Cartilage, 2015, 6(3): 156-65.

［48］ Wluka AE, Lombard CB, Cicuttini FM.Tackling obesity in knee osteoarthritis[J].Nat Rev Rheumatol, 2013, 9(4): 225-35.

［49］ Acquarone E, Monacelli F, Borghi R, et al.Resistin: A reappraisal[J].Mech Ageing Dev, 2019, 178: 46-63.

［50］ Xie C, Chen Q.Adipokines: New Therapeutic Target for Osteoarthritis?[J].Current Rheumatology Reports, 2019, 21(12): 71.

［51］ Karvonen-Gutierrez CA, Sowers MR, Heeringa SG.Sex dimorphism in the association of cardiometabolic characteristics and osteophytes-defined radiographic knee osteoarthritis among obese and non-obese adults: NHANES Ⅲ [J].Osteoarthritis Cartilage, 2012, 20(7): 614-21.

［52］ Spil W, Welsing P, Kloppenburg M, et al.Cross-sectional and predictive associations between plasma adipokines and radiographic signs of early-stage knee osteoarthritis: Data from CHECK[J].Osteoarthritis & Cartilage, 2012, 20(11): 1278-85.

［53］ Christensen R, Bartels EM, Astrup A, et al.Effect of weight reduction in obese patients diagnosed with knee osteoarthritis: a systematic review and meta-analysis[J].Ann Rheum Dis, 2007, 66(4): 433-9.

［54］ Rossom SV, Wesseling M, Smith CR, et al.The influence of knee joint geometry and alignment on the tibiofemoral load distribution: A computational study[J].Knee, 2019, 26(4): 813-823.

［55］ Camacho-Encina M, Balboa-Barreiro V, Rego-Perez I, et al.Discovery of an autoantibody signature for the early diagnosis of knee osteoarthritis: data from the Osteoarthritis Initiative[J].Ann Rheum Dis, 2019, 78(12): 1699-1705.

［56］ Kim J, Lee EY, Koh EM, et al.Comparative clinical trial of S-adenosylmethionine versus nabumetone for the treatment of knee osteoarthritis: An 8-week, multicenter, randomized, double-blind, double-dummy, Phase IV study

in Korean patients[J].Clin Ther, 2009, 31(12): 2860-72.

［57］ Vina ER, Kwoh CK.Epidemiology of osteoarthritis: literature update[J].Curr Opin Rheumatol, 2018, 30(2): 160-7.

［58］ Wang LJ, Zeng N, Yan ZP, et al.Post-traumatic osteoarthritis following ACL injury[J].Arthritis Res Ther, 2020, 22(1): 57.

［59］ Posey KL, Coustry F, Hecht JT.Cartilage oligomeric matrix protein: COMPopathies and beyond[J].Matrix Biol, 2018, 71-72: 161-73.

［60］ Mündermann A, Dyrby CO, Andriacchi TP, et al.Serum concentration of cartilage oligomeric matrix protein (COMP) is sensitive to physiological cyclic loading in healthy adults[J]. Osteoarthritis Cartilage, 2005, 13(1): 34-8.

［61］ Kluzek S, Bay-Jensen AC, Judge A, et al.Serum cartilage oligomeric matrix protein and development of radiographic and painful knee osteoarthritis.A community-based cohort of middle-aged women[J].Biomarkers Biochemical Indicators of Exposure Response & Susceptibility to Chemicals, 2015, 20(8): 557-64.

［62］ Struglics A, Larsson S, Pramhed A, et al.Changes in synovial fluid and serum concentrations of cartilage oligomeric matrix protein over 5 years after anterior cruciate ligament rupture: an exploratory analysis in the KANON trial - ScienceDirect[J].Osteoarthritis Cartilage, 2018, 26(10): 1351-8.

［63］ Lindqvist E, Eberhardt K, Bendtzen K, et al.Prognostic laboratory markers of joint damage in rheumatoid arthritis[J].Ann Rheum Dis, 2005, 64(2): 196-201.

［64］ Luyten FP, Denti M, Filardo G, et al.Definition and classification of early osteoarthritis of the knee[J].Knee Surgery, Sports Traumatology, Arthroscopy, 2012, 20(3): 401-6.

［65］ Mahmoudian A, Lohmander LS, Jafari H, et al.Towards classification criteria for early-stage knee osteoarthritis: A population-based study to enrich for progressors[J].Semin Arthritis Rheum, 2020, 51(1): 285-291.

［66］ Swingler TE, Niu L, Smith P, et al.The function of microRNAs in cartilage and osteoarthritis[J]. Clin Exp Rheumatol, 2019, 37 Suppl 120(5): 40-7.

［67］ Okuhara A, Nakasa T, Shibuya H, et al.Changes in microRNA expression in peripheral mononuclear cells according to the progression of osteoarthritis[J].Japanese Journal of Rheumatology, 2012, 22(3): 446-57.

［68］ Si HB, Yang TM, Li L, et al.miR-140 Attenuates the Progression of Early-stage Osteoarthritis by Retarding Chondrocyte Senescence[J].Molecular Therapy - Nucleic Acids, 2020, 6, 19: 15-30.

［69］ Luo W, Liu L, Yang L, et al.The vitamin D receptor regulates miR-140-5p and targets the MAPK pathway in bone development[J].Metabolism-clinical & Experimental, 2018, 85: 139-150.

［70］ Si HB, Zeng Y, Zhou ZK, et al.Expression of miRNA-140 in Chondrocytes and Synovial Fluid of Knee Joints in Patients with Osteoarthritis[J].Chinese Medical Sciences Journal, 2016, 31(4): 207-12.

［71］ Xie W, Su W, Xia H, et al.Synovial Fluid MicroRNA-210 as a Potential Biomarker for Early Prediction of Osteoarthritis[J].Biomed Res Int, 2019, 2019: 7165406.

［72］ Rousseau JC, Millet M, Croset M, et al.Association of circulating microRNAs with prevalent and incident knee osteoarthritis in women: The OFELY study[J].Arthritis Res Ther, 2020, 22(1): 2.

［73］ Kong R, Gao J, Si Y, et al.Combination of circulating miR-19b-3p, miR-122-5p and miR-486-5p expressions correlates with risk and disease severity of knee osteoarthritis[J].Am J Transl Res, 2017, 9(6): 2852-64.

［74］ Rousseau J-C, Millet M, Croset M, et al.Association of circulating microRNAs with prevalent and incident knee osteoarthritis in women: the OFELY study[J].Arthritis Res Ther, 2020, 22(1): 2.

［75］ Trachana V, Ntoumou E, Anastasopoulou L, et al.Studying microRNAs in osteoarthritis: Critical overview of different analytical approaches[J].Mech Ageing Dev, 2018, 171: 15-23.

［76］ Ji M-L, Jiang H, Wu F, et al.Precise targeting of miR-141/200c cluster in chondrocytes attenuates osteoarthritis development[J].Ann Rheum Dis, 2020, 80(3): 356-366.

［77］ Xiao Y.MiR-486-5p inhibits the hyperproliferation and production of collagen in hypertrophic scar fibroblasts via IGF1/PI3K/AKT pathway[J].Journal of Dermatological Treatment, 2020(1): 1-10.

［78］ Wen, Liao, Ning, et al.BMSC-derived exosomes carrying microRNA-122-5p promote proliferation of osteoblasts in osteonecrosis of the femoral head[J].Clinical science (London, England: 1979), 2019, 133(18): 1955-75.

［79］ Rui, Wang, Hongbo, et al.miR-186-5p Promotes Apoptosis by Targeting IGF-1 in SH-SY5Y OGD/R Model[J].International Journal of Biological Sciences, 2018, 14(13): 1791-1799.

［80］ Hai-Chao, Dong, Pei-Nan, et al.Sinomenine Attenuates Cartilage Degeneration by Regulating miR-223-3p/NLRP3 Inflammasome Signaling[J].Inflammation, 2019, 42(4): 1265-1275.

［81］ Wojdasiewicz P, Poniatowski ŁA, Szukiewicz D.The role of inflammatory and anti-inflammatory cytokines in the pathogenesis of osteoarthritis[J].Mediators Inflamm, 2014, 2014: 561459.

［82］ Kapoor M, Martel-Pelletier J, Lajeunesse D, et al.Role of proinflammatory cytokines in the pathophysiology of osteoarthritis[J].Nat Rev Rheumatol, 2011, 7(1): 33-42.

［83］ Faust HJ, Zhang H, Han J, et al.IL-17 and immunologically induced senescence regulate response to injury in osteoarthritis[J].J Clin Invest, 2020, 130(10): 5493-5507.

［84］ Wei M.Correlation of IL-17 Level in Synovia and Severity of Knee Osteoarthritis[J].Med Sci Monit, 2015, 21: 1732-6.

［85］ Mcinnes IB, Frank B, Mease PJ, et al.Secukinumab versus adalimumab for treatment of active psoriatic arthritis (EXCEED): a double-blind, parallel-group, randomised, active-controlled, phase 3b trial[J].Lancet, 2020, 395（10235）: 1496-1505.

［86］ Sun J-M, Sun L-Z, Liu J, et al.Serum interleukin-15 levels are associated with severity of pain in patients with knee osteoarthritis[J].Dis Markers, 2013, 35(3): 203-6.

［87］ Rathcke CN, Vestergaard H.YKL-40-an emerging biomarker in cardiovascular disease and diabetes[J].Cardiovasc Diabetol, 2009, 8: 61.

［88］ Wang P, Song J, Qian D.CTX-Ⅱ and YKL-40 in early diagnosis and treatment evaluation of osteoarthritis[J].Exp Ther Med, 2019, 17(1): 423-31.

［89］ Huang K, Wu LD.YKL-40: a potential biomarker for osteoarthritis[J].J Int Med Res, 2009, 37(1): 18-24.

［90］ Barnett R.Osteoarthritis[J].Lancet, 2018, 391 (10134): 1985.

［91］ Bijlsma JWJ, Berenbaum F, Lafeber FPJG.Osteoarthritis: an update with relevance for clinical practice[J].Lancet, 2011, 377(9783): 2115-26.

［92］ David J, Hunter, Ali, et al.Imaging Techniques in Osteoarthritis[J].PM&R, 2012, 4(Supplement): S68-S74.

［93］ Dam EB, Byrjalsen I, Karsdal MA, et al.Increased urinary excretion of C-telopeptides of type Ⅱ collagen (CTX-Ⅱ) predicts cartilage loss over 21 months by MRI[J].Osteoarthritis Cartilage, 2009, 17(3): 384-9.

［94］ Sofat N, Ejindu V, Heron C, et al.Biomarkers in Painful Symptomatic Knee OA Demonstrate That MRI Assessed Joint Damage and Type Ⅱ Collagen Degradation Products Are Linked to Disease Progression[J].Front Neurosci, 2019, 13: 1016.

［95］ Krege JH, Lane NE, Harris JM, et al.P I NP as a biological response marker during teriparatide treatment for osteoporosis[J].Osteoporos Int, 2014, 25(9): 2159-71.

［96］ Kumm J, Tamm A, Lintrop M, et al.Diagnostic and prognostic value of bone biomarkers in progressive knee osteoarthritis: a 6-year follow-up study in middle-aged subjects[J].Osteoarthritis Cartilage, 2013, 21(6): 815-22.

［97］ Montagnoli C, Tiribuzi R, Crispoltoni L, et al.β-NGF and β-NGF receptor upregulation in blood and synovial fluid in osteoarthritis[J].Biol Chem, 2017, 398(9): 1045-54.

［98］ Malfait A-M, Miller RE, Block JA.Targeting neurotrophic factors: Novel approaches to musculoskeletal pain[J].Pharmacol Ther, 2020, 211: 107553.

［99］ Driban JB, Price LL, Lynch J, et al.Defining and evaluating a novel outcome measure representing end-stage knee osteoarthritis: data from the Osteoarthritis Initiative[J].Clin Rheumatol, 2016, 35(10): 2523-30.

［100］ Guermazi, Hayashi, Roemer, et al.Severe radiographic knee osteoarthritis - does Kellgren and Lawrence grade 4 represent end stage disease? - the MOST study[J].Osteoarthritis Cartilage, 2015, 23(9): 1499-505.

［101］ Carr AJ, Robertsson O, Graves S, et al.Knee replacement[J].Lancet, 2012, 379(9823): 1331-40.

［102］ Taşoğlu Ö, Bölük H, Onat ŞŞ, et al.Is blood neutrophil-lymphocyte ratio an independent predictor of knee osteoarthritis severity?[J].Clin Rheumatol, 2016, 35(6): 1579-83.

［103］ Beyer C, Zampetaki A, Lin NY, et al.Signature of circulating microRNAs in osteoarthritis[J]. Ann Rheum Dis, 2015, 74(3): e18.

［104］ Yuan C, Pan Z, Zhao K, et al.Classification of four distinct osteoarthritis subtypes with a knee joint tissue transcriptome atlas[J].Bone Res, 2020, 8(1): 38.

［105］ Lv Z, Yang YX, Li J, et al.Molecular Classification of Knee Osteoarthritis[J].Front Cell Dev Biol, 2021, 9: 725568.

［106］ Hunter DJ, Bierma-Zeinstra S, et al.Osteoarthritis[J].Lancet, 2019, 393(10182): 1745-1759.

［107］ Loeser RF, Collins JA, Diekman BO.Ageing and the pathogenesis of osteoarthritis[J].Nature Reviews Rheumatology, 2016: 12(7): 412-20.

［108］ Martelpelletier J, Barr AJ, Cicuttini FM, et al.Osteoarthritis[J].Nat Rev Dis Primers, 2016, 85(1): 84.

［109］ Xin L, Wu Z, Qu Q, et al.Comparative study of CTX-Ⅱ, Zn²⁺, and Ca²⁺ from the urine for knee osteoarthritis patients and healthy individuals[J].Medicine (Baltimore), 2017, 96(32): e7593.

［110］ Tabassi CB, Desmarais S, Bay-Jensen AC, et al.The type Ⅱ collagen fragments Helix- Ⅱ and CTX- Ⅱ reveal different enzymatic pathways of human cartilage collagen degradation[J].Osteoarthritis & Cartilage, 2008, 16(10): 1183-91.

［111］ Bihlet AR, Byrjalsen I, Bay-Jensen AC, et al.Associations between biomarkers of bone and cartilage turnover, gender, pain categories and radiographic severity in knee osteoarthritis[J]. Arthritis Research, 2019, 21(1): 203.

［112］ Siebuhr AS, Petersen KK, Arendt-Nielsen L, et al.Identification and characterisation of osteoarthritis patients with inflammation derived tissue turnover[J].Osteoarthritis Cartilage, 2013, 22(1): 44-50.

［113］ Virginia, Byers, Kraus, et al.Predictive validity of biochemical biomarkers in knee osteoarthritis: data from the FNIH OA Biomarkers Consortium[J].Ann Rheum Dis, 2016, 76(1): 186-195.

［114］ Bolduc JA, Collins JA, Loeser RF.Reactive Oxygen Species, Aging and Articular Cartilage Homeostasis[J].Free Radical Biology and Medicine, 2018, 132: 73-82.

［115］ Deberg MA, Labasse AH, Collette J, et al.One-year increase of Coll 2-1, a new marker of type Ⅱ collagen degradation, in urine is highly predictive of radiological OA progression[J]. Osteoarthritis Cartilage, 2005, 13(12): 1059-65.

［116］ Hick AC, Fonck M, Costes B, et al.Serum Levels of Coll2-1, a Specific Biomarker of Cartilage Degradation, Are Not Affected by Sampling Conditions, Circadian Rhythm, and Seasonality[J].Cartilage, 2021, 13(1_suppl): 540S-549S.

［117］ He Y, Siebuhr A, Brandt-Hansen N, et al.Type X collagen levels are elevated in serum from human osteoarthritis patients and associated with biomarkers of cartilage degradation and inflammation[J].BMC Musculoskelet Disord, 2014, 15(1): 309.

［118］ Rim YA, Nam Y, Ji HJ.The Role of Chondrocyte Hypertrophy and Senescence in Osteoarthritis Initiation and Progression[J].Int J Mol Sci, 2020, 21(7): 2358.

［119］ He Y, Manon-Jensen T, Arendt-Nielsen L, et al.Potential diagnostic value of a type X collagen neo-epitope biomarker for knee osteoarthritis[J].Osteoarthritis Cartilage, 2019, 27(4): 611-620.

［120］ Tabassi CB, Desmarais S, Bay-Jensen AC, et al.The type Ⅱ collagen fragments Helix- Ⅱ and CTX- Ⅱ reveal different enzymatic pathways of human cartilage collagen degradation[J].Osteoarthritis & Cartilage, 2008, 16(10): 1183-91.

［121］ Hu W, Chen Y, Dou C, et al.Microenvironment in subchondral bone: Predominant regulator for the treatment of osteoarthritis[J].Ann Rheum Dis, 2020, 80(4): 413-422.

[122] Funck-Brentano T, Cohen-Solal M.Crosstalk between cartilage and bone: when bone cytokines matter[J].Cytokine Growth Factor Rev, 2011, 22(2): 91-7.

[123] Swanberg M, McGuigan F, Ivaska KK, et al.Polymorphisms in the macrophage migration inhibitory factor gene and bone loss in postmenopausal women[J].Bone, 2010, 47(2): 424-9.

[124] Kraus VB, Hargrove DE, Hunter DJ, et al.Establishment of reference intervals for osteoarthritis-related soluble biomarkers: the FNIH/OARSI OA Biomarkers Consortium[J].Ann Rheum Dis, 2017, 76(1): 179-185.

[125] Lv Y, Wang G, Xu W, et al.Tartrate-resistant acid phosphatase 5b is a marker of osteoclast number and volume in RAW 264.7 cells treated with receptor-activated nuclear kappa B ligand[J].Exp Ther Med, 2015, 9(1): 143-146.

[126] Nwosu LN, Allen M, Wyatt L, et al.Pain prediction by serum biomarkers of bone turnover in people with knee osteoarthritis: an observational study of TRAcP5b and cathepsin in KOA[J]. Osteoarthritis & Cartilage, 2017, 25(6): 858-65.

[127] Stein GS, Lian JB.Molecular mechanisms mediating proliferation/differentiation interrelationships during progressive development of the osteoblast phenotype[J].Endocr Rev, 1993, 14(4): 424-42.

[128] Eastell R, Szulc P.Use of bone turnover markers in postmenopausal osteoporosis[J].Lancet Diabetes & Endocrinology, 2017, 5(11): 908-923.

[129] Kumm J, Tamm A, Lintrop M, et al.Diagnostic and prognostic value of bone biomarkers in progressive knee osteoarthritis: a 6-year follow-up study in middle-aged subjects[J].Osteoarthritis Cartilage, 2013, 21(6): 815-22.

[130] Park HM, Lee JH, Lee YJ.Positive Association of Serum Alkaline Phosphatase Level with Severe Knee Osteoarthritis: A Nationwide Population-Based Study[J].Diagnostics, 2020, 10(12): 1016.

[131] Robinson WH, Lepus CM, Wang Q, et al.Low-grade inflammation as a key mediator of the pathogenesis of osteoarthritis[J].Nature Reviews Rheumatology, 2016, 12(10): 580-92.

[132] Sellam J, Berenbaum F.The role of synovitis in pathophysiology and clinical symptoms of osteoarthritis[J].Nature Reviews Rheumatology, 2010, 6(11): 625.

[133] Zhang H, Cai D, Bai X.Macrophages regulate the progression of osteoarthritis[J].Osteoarthritis Cartilage, 2020, 28(5): 555-561.

[134] Ahedi HG, Aspden RM, Blizzard LC, et al.Hip shape as a predictor of osteoarthritis progression in a prospective population cohort[J].Arthritis Care Res (Hoboken), 2017, 69(10): 1566-1573.

[135] Mcalindon TE, Lavalley MP, Harvey WF, et al.Effect of Intra-articular Triamcinolone vs Saline on Knee Cartilage Volume and Pain in Patients With Knee Osteoarthritis: A Randomized Clinical Trial[J].JAMA The Journal of the American Medical Association, 2017, 317(19): 1967.

[136] Larsson S, Englund M, Struglics A, et al.Interleukin-6 and tumor necrosis factor alpha in synovial fluid are associated with progression of radiographic knee osteoarthritis in subjects with previous meniscectomy[J].Osteoarthritis Cartilage, 2015, 23(11): 1906-14.

[137] Grunke.Successful treatment of inflammatory knee osteoarthritis with tumour necrosis factor blockade[J].Ann Rheum Dis, 2006, 65(4): 555-6.

[138] Kapoor M, Martel-Pelletier J, Lajeunesse D, et al.Role of proinflammatory cytokines in the pathophysiology of osteoarthritis[J].Nature Reviews Rheumatology, 2010, 7(1): 33-42.

[139] Attur M, Krasnokutsky S, Zhou H, et al.The Combination of an Inflammatory Peripheral Blood Gene Expression and Imaging Biomarkers Enhance Prediction of Radiographic Progression in Knee Osteoarthritis[J].Arthritis Res Ther, 2020, 10, 22(1): 208.

[140] Attur M, Statnikov A, Samuels J, et al.Plasma levels of interleukin-1 receptor antagonist (IL-1Ra) predict radiographic progression of symptomatic knee osteoarthritis[J].Osteoarthritis Cartilage, 2015, 23(11): 1915-24.

[141] Agarwal R, Volkmer TM, Wang P, et al.Synthesis of self-assembled IL-1Ra-presenting nanoparticles for the treatment of osteoarthritis[J].J Biomed Mater Res A, 2016, 104(3): 595-599.

[142] Zhao XY, Yang ZB, Zhang ZJ, et al.CCL3 serves as a potential plasma biomarker in knee degeneration (osteoarthritis)[J].Osteoarthritis Cartilage, 2015, 23(8): 1405-11.

[143] Daghestani HN, Pieper CF, Kraus VB.Soluble Macrophage Biomarkers Indicate Inflammatory Phenotypes in Patients With Knee Osteoarthritis[J].Arthritis & Rheumatology, 2015, 67(4): 956-65.

[144] Huang ZY, Stabler T, Pei FX, et al.Both systemic and local lipopolysaccharide (LPS) burden are associated with knee OA severity and inflammation[J].Osteoarthritis & Cartilage, 2016: 1769-75.

[145] Huang Z, Kraus VB.Does lipopolysaccharide-mediated inflammation have a role in OA?[J].Nature Reviews Rheumatology, 2016, 12(2): 123-9.

［146］Berenbaum F, Eymard F, Houard X.Osteoarthritis, inflammation and obesity[J].Curr Opin Rheumatol, 2013, 25(1): 114-8.

［147］Cox AJ, West NP, Cripps AW.Obesity, inflammation, and the gut microbiota[J].Lancet Diabetes Endocrinol, 2015, 3(3): 207-15.

［148］Beavers KM, Beavers DP, Newman JJ, et al.Effects of total and regional fat loss on plasma CRP and IL-6 in overweight and obese, older adults with knee osteoarthritis[J].Osteoarthritis & Cartilage, 2015, 23(2): 249-56.

［149］De Visser HM, Mastbergen SC, Kozijn AE, et al.Metabolic dysregulation accelerates injury -induced joint degeneration, driven by local inflammation;an in vivo rat study[J].Journal of Orthopaedic Research, 2018, 36(3): 881-890.

［150］Neogi T.The epidemiology and impact of pain in osteoarthritis[J].Osteoarthritis Cartilage, 2013, 21(9): 1145-53.

［151］O' Neil CK, Hanlon JT, Marcum ZA.Adverse effects of analgesics commonly used by older adults with osteoarthritis: focus on non-opioid and opioid analgesics[J].American Journal of Geriatric Pharmacotherapy, 2012, 10(6): 331-42.

［152］Zhang Y, Nevitt M, Niu J, et al.Fluctuation of knee pain and changes in bone marrow lesions, effusions, and synovitis on magnetic resonance imaging[J].Arthritis & Rheumatology, 2011, 63(3): 691-9.

［153］Jin X, Beguerie J, Zhang W, et al.Circulating C reactive protein in osteoarthritis: a systematic review and meta-analysis[J].Ann Rheum Dis, 2015, 74(4): 703-10.

［154］Lee YC, Lu B, Bathon JM, et al.Pain sensitivity and pain reactivity in osteoarthritis[J].Arthritis Care Res (Hoboken), 2015, 63(3): 320-7.

［155］Arendt-Nielsen L, Eskehave TN, Egsgaard LL, et al.Association Between Experimental Pain Biomarkers and Serologic Markers in Patients With Different Degrees of Painful Knee Osteoarthritis[J].Arthritis & Rheumatology, 2014, 66(12): 3317.

［156］Wang H.Bradykinin produces pain hypersensitivity by potentiating spinal cord glutamatergic synaptic transmission[J].Journal of Neuroscience the Official Journal of the Society for Neuroscience, 2005, 25(35): 7986.

［157］Bellucci F, Meini S, Cucchi P, et al.Synovial fluid levels of bradykinin correlate with biochemical markers for cartilage degradation and inflammation in knee osteoarthritis[J].Osteoarthritis Cartilage, 2013, 21(11): 1774-80.

［158］Meini S, Maggi CA.Knee osteoarthritis: a role for bradykinin?[J].Inflammation Research, 2008, 57(8): 351-61.

［159］Yoneda, Toshiyuki, Hiasa, et al.Contribution of acidic extracellular microenvironment of cancer-colonized bone to bone pain[J].Biochimica et biophysica acta Biomembranes, 2015, 1848(10 Pt B): 2677-84.

［160］Dong T, Chang H, Zhang F, et al.Calcitonin gene-related peptide can be selected as a predictive biomarker on progression and prognosis of knee osteoarthritis[J].Int Orthop, 2015, 39(6): 1237-43.

［161］Yoneda T, Hiasa M, Nagata Y, et al.Contribution of acidic extracellular microenvironment of cancer-colonized bone to bone pain[J].Biochimica et Biophysica Acta (BBA) – Biomembranes, 2015, 1848(10): 2677-84.

［162］O'Neill TW, Felson DT.Mechanisms of Osteoarthritis (OA) Pain[J].Curr Osteoporos Rep, 2018, 16(5): 611-6.

［163］Montagnoli C, Tiribuzi R, Crispoltoni L, et al.β-NGF and β-NGF receptor upregulation in blood and synovial fluid in osteoarthritis[J].Biol Chem, 2017, 398(9): 1045-54.

［164］Porreca F, Ossipov MH, Gebhart GF.Chronic pain and medullary descending facilitation[J].Trends in Neurosciences, 2002, 25(6): 0-325.

［165］Arendt-Nielsen L, Egsgaard LL, Petersen KK, et al.A mechanism-based pain sensitivity index to characterize knee osteoarthritis patients with different disease stages and pain levels.European Journal of Pain, 2015, 19(10): 1406-17.

［166］Phillips K, Clauw DJ.Central pain mechanisms in chronic pain states-maybe it is all in their head[J].Best Practice & Research Clinical Rheumatology, 2011, 25(2): 141-54.

［167］Katz JN, Arant KR, Loeser RF.Diagnosis and Treatment of Hip and Knee Osteoarthritis: A Review[J].JAMA The Journal of the American Medical Association, 2021, 325(6): 568-78.

［168］Hunter DJ, Bierma-Zeinstra S.Osteoarthritis[J].Lancet, 2019, 393(10182): 1745-59.

［169］Kolasinski SL, Neogi T, Hochberg MC, et al.2019 American College of Rheumatology/ Arthritis Foundation Guideline for the Management of Osteoarthritis of the Hand, Hip, and Knee[J].Arthritis & Rheumatology, 2020, 72(2): 149-162.

［170］Lanza FL, Chan F, Quigley E.Guidelines for prevention of NSAID-related ulcer complications[J].American Journal of Gastroenterology, 2009, 104(3): 728-38.

［171］Mcalindon TE, Lavalley MP, Harvey WF, et al.Effect of Intra-articular Triamcinolone vs Saline on Knee Cartilage Volume and Pain in Patients With Knee Osteoarthritis: A Randomized Clinical Trial[J].JAMA The Journal of the American Medical Association, 2017, 317(19): 1967.

［172］Zeng C, Lane NE, Hunter DJ, et al.Intra-Articular Corticosteroids and the Risk of Knee Osteoarthritis Progression: Results from the Osteoarthritis Initiative[J].Osteoarthritis Cartilage, 2019, 27(6): 855-62.

［173］Mcalindon TE, Bannuru RR, Sullivan MC, et al.OARSI guidelines for the non-surgical management of knee osteoarthritis[J].Osteoarthritis Cartilage, 2014, 22(3): 363-88.

［174］Hochberg MC, Wohlreich M, Gaynor P, et al. Clinically Relevant Outcomes Based on Analysis of Pooled Data from 2 Trials of Duloxetine in Patients with Knee Osteoarthritis[J].J Rheumatol, 2011, 39(2): 352-8.

［175］Isao, Nagaoka, Akifumi, et al.Chondroprotective action of glucosamine, a chitosan monomer, on the joint health of athletes[J].International journal of biological macromolecules, 2019, 132: 795-800.

［176］Henrotin Y, Chevalier X, Deberg M, et al.Early decrease of serum biomarkers of type Ⅱ collagen degradation (Coll2-1) and joint inflammation (Coll2-1 NO$_2$) by hyaluronic acid intra-articular injections in patients with knee osteoarthritis: a research study part of the Biovisco study[J].J Orthop Res, 2013, 31(6): 901-7.

［177］Lindström E, Rizoska B, Henderson I, et al.Nonclinical and clinical pharmacological characterization of the potent and selective cathepsin K inhibitor MIV-711[J].J Transl Med, 2018, 16(1): 125.

［178］Wang SX, Abramson SB, Attur M, et al.Safety, tolerability, and pharmacodynamics of an anti-interleukin-1α/β dual variable domain immunoglobulin in patients with osteoarthritis of the knee: a randomized phase 1 study[J].Osteoarthritis Cartilage, 2017, 25(12): 1952-1961.

［179］Grunke.Successful treatment of inflammatory knee osteoarthritis with tumour necrosis factor blockade[J].Ann Rheum Dis, 2006, 65(4): 555-6.

［180］Lee YC, Lu B, Bathon JM, et al.Pain sensitivity and pain reactivity in osteoarthritis[J].Arthritis Care Res (Hoboken), 2015, 63(3): 320-7.

［181］Katz JN, Arant KR, Loeser RF.Diagnosis and Treatment of Hip and Knee Osteoarthritis: A Review[J].JAMA The Journal of the American Medical Association, 2021, 325(6): 568-78.

［182］Osani MC, Uru RBN.Efficacy and safety of duloxetine in osteoarthritis: a systematic review and meta-analysis[J].The Korean Journal of Internal Medicine, 2019, 34(5): 966-973.

［183］Miller RE, Block JA, Malfait AM.Nerve growth factor blockade for the management of osteoarthritis pain: what can we learn from clinical trials and preclinical models?[J].Curr Opin Rheumatol, 2016, 29(1): 110-118.

［184］Meini S, Maggi CA.Knee osteoarthritis: a role for bradykinin?[J].Inflammation Research, 2008, 57(8): 351-61.

［185］Jin Y, Smith C, Monteith D, et al.CGRP blockade by galcanezumab was not associated with reductions in signs and symptoms of knee osteoarthritis in a randomized clinical trial[J]. Osteoarthritis Cartilage, 2018, 26(12): 1609-18.

［186］Jayabalan P, Schnitzer TJ.Tanezumab in the treatment of chronic musculoskeletal conditions[J].Expert Opin Biol Ther, 2016, 17(2): 245-54.

119

第4章 膝骨关节炎干预后的评估与分级

一、膝骨关节炎的治疗原则及疗效评估

膝骨关节炎（KOA）是一种涉及整个膝关节的复杂的慢性疾病，包括关节软骨、软骨下骨、韧带、关节囊、滑膜和关节周围肌肉等结构的改变，以疼痛为主要症状，目前尚没有可以治愈KOA的方式。因此，目前KOA早中期临床决策和医疗服务的主要原则仍以控制疼痛为主，而晚期则以维持膝关节功能为重点，治疗最好应在生物－心理－社会医学模式的框架中进行。具体的治疗策略包括非药物治疗、药物治疗、手术治疗等，近些年来，一些创新性的治疗方法和证据也在不断出现。总的来说，目前KOA的治疗应随着疾病进展遵循阶梯化治疗原则（图4-1），目的是缓解疼痛、延缓疾病进展、矫正畸形、改善或恢复关节功能并提高患者生活质量，具体治疗模式依据患者年龄、性别、体重、自身危险因素、病变部位及程度等选择不同治疗方案（表4-1）。

KOA的治疗手段及适用范围总结：首先是基础治疗，适用于所有KOA患者，尤其是早期及风险患者；

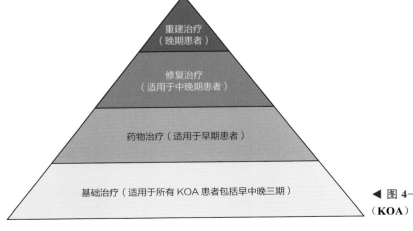

重建治疗
（晚期患者）

修复治疗
（适用于中晚期患者）

药物治疗（适用于早期患者）

基础治疗（适用于所有KOA患者包括早中晚三期）

◀ 图 4-1 膝骨关节炎（KOA）阶梯化治疗示意图

表 4-1　膝骨关节炎的总体治疗原则

治疗方式	适用范围	临床表现	治疗手段
基础治疗	早期及风险患者	增龄、肥胖、劳损、创伤及家族史	健康宣教、理疗、合理运动（锻炼肌肉）、行动支持
药物治疗	早期患者	疼痛、肿胀、X 线示骨赘增多，软骨退变	三联疗法（氨糖、COX-2 和 IL-1 等炎症因子抑制药）
修复治疗	中晚期患者	关节弹响，间隙变窄，活动受限，游离体增多	关节镜探查清理、修复软骨、力线矫正
重塑治疗	晚期患者	重度疼痛，关节畸形，软骨破坏明显	单髁或全膝关节置换术

症状明显，病变出现，如轻度疼痛、肿胀、骨赘增多，则应进一步药物治疗；关节弹响、活动受限、游离体增多，甚至关节畸形、疼痛难忍，影像学检查显示软骨破坏明显，药物治疗无效后，应行关节镜下修复清理、矫正力线或关节置换手术。

（一）非药物治疗

目前指南广泛推荐非药物疗法，例如健康宣教、锻炼、减肥（主动减少危险因素）和辅助行走等，并将其作为一线治疗策略。

针对患者进行健康宣教的多个重要方面现已达成专家共识，包括详细告知患者各种治疗方案的信息（定期活动，根据个体情况进行个性化锻炼，如果超重应进行减肥等），甚至包括是否需要手术治疗的相关信息，以及包括详细告知患者关于 KOA 流行病学、病理生理学和影像学诊断的信息。

近年已有高质量证据表明，锻炼对减轻疼痛和改善关节活动度效果显著。虽然康复锻炼，包括强化锻炼和普通有氧锻炼，还存在难以广泛推广实施和长期依从性较差等问题，但其仍然被认为是 KOA 治疗的核心疗法之一。也有证据表明，有效监督下的锻炼疗法可以在一定程度上解决依从性的问题。

对于超重或肥胖的患者来说，减肥也是治疗 KOA 的重要举措，可以有效减少 KOA 的风险。已有系列研究表明，体重减轻量与疼痛及功能的改善之间呈现出剂量依赖性的关系。肥胖患者减肥疗法的困难往往在于如何长期维持减肥的效果。研究显示，超重的 KOA 患者在适度减肥后，其关节运动功能得到显著改善，在 20 周内总减重达到体重 5% 的患者可以获得良好的行走功能的改善，也就是说，平均每周减重达 0.25% 可有效缓解 KOA

的进展。

使用膝关节支具可能对治疗 KOA 有所帮助，但其效果尚有争议。一项长期的随访实验表明，与单独的药物治疗相比，药物联合支具对 KOA 有更好的治疗效果，并且根据膝关节内翻畸形进行适当矫正的外侧楔形鞋垫与单纯的软垫相比，可有效缓解患者疼痛，依从性更高。同时，坚持合理运动对短期内改善疼痛和维持膝关节功能有很大作用，配合局部敷贴可缓解炎症和肿胀。此外，在水中进行康复锻炼以减少膝关节压力，可以减轻 KOA 的疼痛症状，并在短期内提高患者的生活质量。

此外，中医药治疗 KOA 已取得了一定的疗效。KOA 属中医学痹症"膝痹"范畴，与"虚""邪""瘀""痰"有关，病机多为本虚标实，虚多在肝肾，实多为风寒湿、痰浊瘀血，主要有以下 4 个分型：风寒湿痹型、风湿热痹型、肝肾亏虚型、瘀血痹阻型。治疗原则在补益肝肾的基础上，兼祛风寒、除湿热、活血化瘀。根据患者病情，灵活选用内服中药、针灸、推拿、熏洗等疗法或者内外综合治疗，可明显改善患者临床症状，提高生活质量。

（二）药物治疗

应根据 KOA 患者的病变部位及病变程度，口服和外用结合，进行个体化治疗。临床应用的药物一般包括

NSAID、对乙酰氨基酚、双醋瑞因、氨基葡萄糖等，总体应用原则如表 4-2 所示。

表 4-2　KOA 用药原则	
首选药物	NSAID、氨糖、双醋瑞因、对乙酰氨基酚
可选药物	医用几丁糖、中成药
慎选药物	玻璃酸钠、阿片类、糖皮质激素、富血小板血浆、抗焦虑药物
首选方式	口服、局部外用
慎选方式	关节腔注射

非甾体抗炎药和对乙酰氨基酚通常被认为是治疗 KOA 的一线用药。NSAID 在整个 KOA 病程中都可以起到缓解疼痛症状效果，目前还没有有力证据表明有任何一种特定的 NSAID 对 KOA 症状的治疗作用显著优于另一种。对于患有胃肠道疾病的 KOA 患者，不论是选择性 COX-2 抑制药，还是非选择性 NSAID，都应谨慎使用，并在使用时加入胃保护剂。虽然对乙酰氨基酚对 KOA 疼痛症状的缓解效果不如 NSAID，但其不良反应也往往小于 NSAID。而且，当 KOA 患者存在使用 NSAID 的禁忌证时，对乙酰氨基酚则通常可以被优先考虑。近年来也有证据表明中枢致敏是 KOA 疼痛的重要因素之一，因此 5-羟色胺和去甲肾上腺素再摄取抑制药对治疗 KOA 疼痛也是有效的，其与 NSAID 联合应用效果比单

独使用 NSAID 效果更好。硫酸氨基葡萄糖和硫酸软骨素等药物也已被用于 KOA 的治疗，但疗效尚不确定，未获得指南推荐。

类固醇、透明质酸和富血小板血浆（platelet rich plasma，PRP）等药物也可以用于膝关节内注射治疗。关节内注射糖皮质激素可以使 KOA 疼痛得到短期缓解，但是长期注射会导致软骨厚度减少，与运动疗法效果无差异。此外，关节内注射透明质酸则对治疗 KOA 没有明显益处，反而可能增加远期疼痛的风险。关节内注射 PRP 的有效性证据尚不充分。此外，还有几种 NSAID 和辣椒素等药物也可以用于局部治疗，但长期疗效有待进一步研究。

当其他药物治疗疗效不明显时，可以考虑使用止痛效果更强的药物，例如弱阿片类药物和麻醉镇痛药等，但使用者应严格遵守相关指南和使用规范。

（三）手术治疗

对于保守治疗无效的 KOA 患者来说，手术治疗是目前唯一手段，根据病情的不同，主要有以下四种手术方式用于 KOA 的治疗，包括关节镜手术、胫骨高位截骨术（High Tibial Osteotomy，HTO）、单髁置换术（unicompartmental knee arthroplasty，UKA）和全膝关节置换术（total knee arthroplasty，TKA）。

对于早期 KOA 药物治疗无效的患者，可考虑使用关节镜手术治疗。由于膝关节老化、软骨退变可导致半月板、韧带、软骨的碎片进入关节腔，形成游离体，诱发滑膜增生，增加关节面摩擦，加重 KOA 进展。因此，通过关节镜探查清理关节腔中的游离体，修复关节表面的不平整，可减轻滑膜及关节炎症，延缓 KOA 进展。值得注意的是，虽然关节镜可一定程度上缓解早期 KOA 患者的症状，但从长远来看，其有加速软骨破坏，促进 KOA 进展的隐患，因此，对于一般的不合并明确半月板和韧带损伤的 KOA 患者，不推荐使用关节镜治疗。

KOA 的自然进展一般是从膝关节内侧开始，内外侧间室的发展并非同步，体现为内侧磨损而外侧老化，内侧的严重程度往往高于外侧。对于这种内外侧有明显差异、患者症状明显由内侧病变引起的情况，HTO 和 UKA 是首选治疗方法（图 4-2）。首先，诊断为前内侧 KOA 且患者症状与其匹配是这两种术式的必要条件。其次，对于 HTO 和 UKA 的选择需根据患者的年龄、胫骨内翻程度、患者活跃度需求、性别、骨质等方面综合考量，具体见表 4-3。

前内侧 KOA 的手术治疗主要有 HTO 和 UKA 两种方式。总的来说，HTO 的适应证要求比 UKA 高，一般对于进展早期、年龄较小、骨质较好、体重较轻而内翻畸形严重、对活动需求大的患者才采用 HTO 手术治疗 KOA。

因此，HTO 和 UKA 两种治疗手

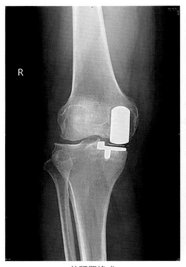
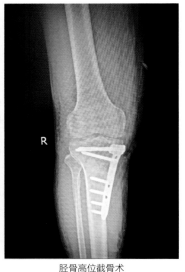

◀ 图 4-2 单髁置换术和胫骨高位截骨术术后

单髁置换术   胫骨高位截骨术

表 4-3 胫骨高位截骨术和单髁置换术适应证对比

考虑因素	单髁置换术	胫骨高位截骨术
KOA 的发展阶段	前内侧 KOA	前内侧 KOA
内侧磨损程度	骨磨骨（KOA 终末期）	全层软骨 - 局部骨磨骨
内翻程度	0 ~ 10（< 5 最佳）	> 5
活跃度需求	中度	中、高度
年龄	退休后	< 65
骨质疏松	可	无
肥胖	可	无
韧带要求	完好	可 ACL（-）
屈曲畸形	< 10	< 10

KOA. 膝骨关节炎；ACL. 前交叉韧带

段存在竞争，同时互补，虽然它们的适应证严格，但两者结合可覆盖几乎全部的前内侧 KOA，对于需求保膝的患者意义重大。

TKA 通过人工假体替换患者严重退变的股骨内外侧髁、胫骨平台，切除交叉韧带同时修复髌骨，是目前治疗重度 KOA 的唯一手段（图 4-3）。TKA 可明显缓解重度 KOA 患者的疼痛症状，并改善其运动功能。有证据

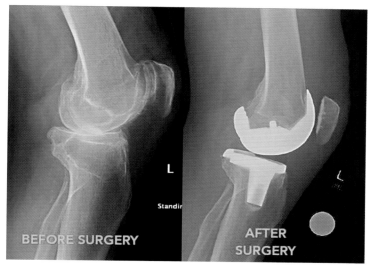

◀ 图 4-3　膝骨关节炎术前术后对比

手术前　　　　　　　　　　手术后

表明，TKA 术后 12 月，患者的疼痛缓解和生活质量改善要明显优于保守治疗。加强 TKA 围术期管理，包括减少出血量、缓解疼痛、开展术后康复锻炼、降低深静脉血栓形成等并发症风险，对于改善预后和缩短住院时间具有重要意义。

目前对于 HTO 治疗 KOA 的报道增多，但这一治疗方式尚未得到高质量证据支持，还不清楚它的治疗效果是否比 TKA 更有效。同样，目前没有大量证据显示膝关节镜手术可以明显改善 KOA 的预后，相反，还有可能对患者关节造成额外的伤害。

除上述治疗手段外，针灸、经皮电刺激神经疗法、治疗性超声等手段也被尝试引入到 KOA 的治疗中，但其疗效都还存在争议，仍需要更多的高质量证据支持。

二、药物疗效评估分级

指南推荐的 KOA 首选治疗方式根据病程的进展程度有所不同，针对 KOA 也不断有新的治疗方法和手段出现，因此需要对不同的治疗方式作出客观的评价，以推动 KOA 治疗的不断进步。本部分将为评价 KOA 患者接受不同治疗方式后的治疗效果提供一些可供参考的结局指标。

（一）由患者报告的结局指标

膝关节损伤与骨关节炎评分可用于量化评价不同年龄段、接受不同治疗的 KOA 患者在日常生活中膝关节的功能状态，包括疼痛，肿胀、僵硬、交锁等（表 4-4）。

KOOS 评分表中每个部分的评分单独计算，不计算总分。该评分以患者为中心，能较好地反映患者满意度，在评

表 4-4　KOOS 评分表

项目　　　　　分数	0	1	2	3	4	得分
疼痛（Pain，P）						
P1 膝关节疼痛频率	从不	≤每月 1 次	≤每周 1 次	≤每日 1 次	总是	
P2 膝关节旋转运动时	完全不痛	轻度疼痛	中度疼痛	重度疼痛	极度痛苦	
P3 膝关节完全伸直时	完全不痛	轻度疼痛	中度疼痛	重度疼痛	极度痛苦	
P4 膝关节完全屈曲时	完全不痛	轻度疼痛	中度疼痛	重度疼痛	极度痛苦	
P5 平地走路时	完全不痛	轻度疼痛	中度疼痛	重度疼痛	极度痛苦	
P6 上下楼梯时	完全不痛	轻度疼痛	中度疼痛	重度疼痛	极度痛苦	
P7 夜晚入睡时	完全不痛	轻度疼痛	中度疼痛	重度疼痛	极度痛苦	
P8 端坐或平卧时	完全不痛	轻度疼痛	中度疼痛	重度疼痛	极度痛苦	
P9 站立时	完全不痛	轻度疼痛	中度疼痛	重度疼痛	极度痛苦	
其他症状（Symptoms，Sy）						
Sy1 清晨醒来时的膝关节僵硬程度	没有僵硬	轻度僵硬	中度僵硬	重度僵硬	极度严重	
Sy1 起床后端坐、平卧或休息时的膝关节僵硬程度	没有僵硬	轻度僵硬	中度僵硬	重度僵硬	极度严重	
Sy3 感到膝关节肿胀的频率	从不	很少	有时	经常	总是	
Sy4 膝关节活动时出现摩擦感或异响的频率	从不	很少	有时	经常	总是	
Sy5 膝关节活动时突然"锁住"的频率	从不	很少	有时	经常	总是	
Sy6 是否可以完全伸直膝关节	总是可以	经常可以	有时可以	偶尔可以	不可以	
Sy7 是否可以完全屈曲膝关节	总是可以	经常可以	有时可以	偶尔可以	不可以	
日常活动功能（Activities of daily living，A）						
A1 下楼梯	从不困难	有点困难	比较困难	很困难	极度困难	
A2 上楼梯	从不困难	有点困难	比较困难	很困难	极度困难	
A3 从坐姿站起	从不困难	有点困难	比较困难	很困难	极度困难	
A4 站立	从不困难	有点困难	比较困难	很困难	极度困难	
A5 屈膝时手碰到地板	从不困难	有点困难	比较困难	很困难	极度困难	

（续　表）

项目 \ 分数	0	1	2	3	4	得分
A6 平地行走	从不困难	有点困难	比较困难	很困难	极度困难	
A7 上下车	从不困难	有点困难	比较困难	很困难	极度困难	
A8 逛街购物	从不困难	有点困难	比较困难	很困难	极度困难	
A9 穿袜子	从不困难	有点困难	比较困难	很困难	极度困难	
A10 在床上站起	从不困难	有点困难	比较困难	很困难	极度困难	
A11 脱袜子	从不困难	有点困难	比较困难	很困难	极度困难	
A12 保持膝关节不动时在床上翻身	从不困难	有点困难	比较困难	很困难	极度困难	
A13 进出浴缸 / 浴室	从不困难	有点困难	比较困难	很困难	极度困难	
A14 维持坐姿	从不困难	有点困难	比较困难	很困难	极度困难	
A15 如厕	从不困难	有点困难	比较困难	很困难	极度困难	
A16 重体力家务（铲雪、擦地板等）	从不困难	有点困难	比较困难	很困难	极度困难	
A17 轻体力家务（做饭、擦桌子等）	从不困难	有点困难	比较困难	很困难	极度困难	
关节运动功能（Sport and recreation function，Sp）						
Sp1 蹲起运动	从不困难	有点困难	比较困难	很困难	极度困难	
Sp2 跑步运动	从不困难	有点困难	比较困难	很困难	极度困难	
Sp3 跳跃运动	从不困难	有点困难	比较困难	很困难	极度困难	
Sp4 患侧膝关节旋转运动	从不困难	有点困难	比较困难	很困难	极度困难	
Sp5 维持跪姿	从不困难	有点困难	比较困难	很困难	极度困难	
膝关节相关生活质量（Knee-related quality of life，Q）						
Q1 意识到膝关节存在健康问题的频率	从不	≤每月 1 次	≤每周 1 次	≤每日 1 次	总是	
Q2 避免损伤膝关节的活动而改变生活方式	完全没有	有点改变	有些改变	改变很大	完全改变	
Q3 对膝关节健康问题的担忧程度	从不担忧	有点担忧	比较担忧	很担忧	极度担忧	
Q4 对膝关节健康问题严重程度的总体评价	完全没有	有点问题	有些问题	比较严重	非常严重	

每一个子项都有不同数量的评分项，每个评分项对应 0～4 五个评分，子项的分数为每一个评分项得分之和，分数越高，表明疾病越严重

估过程中减少医生干预及医疗手段带来的偏差。有研究表明该评分的最后两部分，即日常生活及活动时的膝关节活动度和生活质量敏感性评价效果最好。

WOMAC 评分可用于评估 KOA 的严重程度及治疗效果，从疼痛程度、僵硬程度和关节运动功能三个方面进行评价（表 4-5），在使用时可以使用整个评分系统或挑选其中的某一部分。

WOMAC 评分可有效反映患者治疗前后的状况，例如患者的满意程度。对于 KOA 的评估可靠性较好。WOMAC 评分在 KOA 评估中的使用率也相对较高，但对于韧带及半月板等膝关节损伤，特别是急性损伤的评估，不及 Lysholm 及 IKDC 评分准确有效。

间歇性和持续性疼痛评分（Intermittent and Constant Assessment of Pain,

表 4-5　WOMAC 评分量表

项目 ＼ 程度	无	轻 微	中 度	重 度	极 度
48 小时内下列症状的总体严重程度					
疼痛					
走路时					
爬楼时					
夜间					
休息时					
负重时					
僵硬					
清晨起床时					
日间活动时					
48 小时内进行下列活动时的困难程度					
下楼梯					
上楼梯					
从坐姿站起					
站立					
屈膝时手碰到地板					
平地行走					
上下车					
逛街购物					

（续　表）

项目 ＼ 程度	无	轻　微	中　度	重　度	极　度
穿袜子					
在床上站起					
脱袜子					
保持膝关节不动时在床上翻身					
进出浴缸／浴室					
维持坐姿					
如厕					
重体力家务（铲雪、擦地板等）					
轻体力家务（做饭、擦桌子等）					

无 =0 分，轻微 =1 分，中度 =2 分，重度 =3 分，极重 =4 分
每个评分项对应 0～4 五个评分，总分 96 分。分数越低，表明膝关节功能越好

ICOAP）问卷可用于评价患者间歇性和持续性的疼痛症状。

上述这些指标由患者根据个体感受进行主观报告，可以在一定程度上反映治疗对症状的缓解效果及对功能的恢复效果。但是，包括关节间隙压痛在内的临床指标评价应在有新发症状的 KOA 患者个体中进行，这些症状包括膝关节疼痛、僵硬、异响或"打软腿"等。

（二）运动功能指标

单腿跳跃试验（图 4-4）、30 秒椅子站立试验、星形偏移平衡测试（图 4-5）和股四头肌力量测试因为具备可重复性较高、患者接受程度较高、所需器材较简单、对执行者专业知识要求不高等优势，在临床中可以作为评价患者运动功能的重要指标，并且其应用具有更好的前景。

上述几项功能试验已被临床研究广泛引入到 KOA 的疗效评价中。

三、术后影像学评估分级

除了通过患者的主观感受外，一些常规的医学检测手段也可用于评估 KOA 的治疗效果，尤其适用于接受 TKA 手术的患者。TKA 是目前用于治疗有症状的晚期 KOA 患者的最主要方式。尽管患者满意度较高，TKA 术后仍存在较多并发症。有数据表明，近 150 万首次接受 TKA 手术的患者年龄在 50—69 岁，这说明大量患者存在需要接受翻修手术和长期并发症的风险。Sharkey 等回顾了 781 例 TKA 手术患者的预后情况，发现导致手术失败最

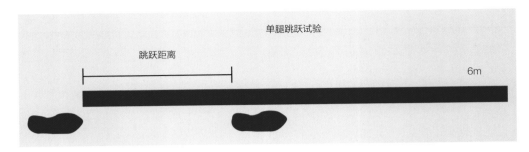

▲ 图 4-4　单腿跳跃试验

受试者分别使用健侧下肢和患侧下肢进行单腿跳跃，记录跳跃距离

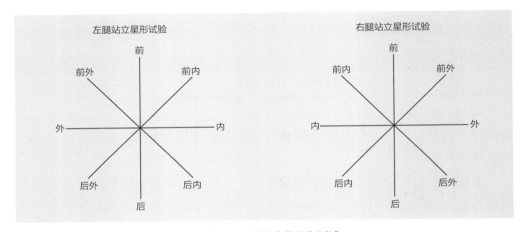

▲ 图 4-5　星形偏移平衡测试

受试者使用一侧下肢站立，然后使用另一侧下肢向 8 个不同的方向（呈星形）尽可能伸展最大距离并记录

常见的原因是假体松动（39.9%）、感染（27.4%）、关节不稳（7.5%）、假体周围骨折（4.7%）和关节纤维化（4.5%）。导致 TKA 手术失败的早期（术后 2 年内）主要原因是感染，而晚期则以无菌性松动为主，并且有学者认为聚乙烯磨损并非失败的主因，同时关于关节不稳、关节纤维化及伸肌机制缺陷的报道也均有减少。

以下详细叙述通过不同的检测手段对 TKA 手术进行预后评估。

（一）X 线

X 线是评估 TKA 患者最基本的方式，包括正位视图、侧位视图和轴位视图，一般认为负重时正位视图意义最大。立位双下肢全长片（臀部到足踝）用于测量解剖轴和机械轴，作为力线的评估标准（图 4-6）。X 线可显示正常或异常的骨和假体排列、假体周围透亮度和骨溶解、反应性骨形成和骨膜炎症、假体周围骨折、聚乙烯衬垫磨损、膝关节周围骨水泥和异位骨化。

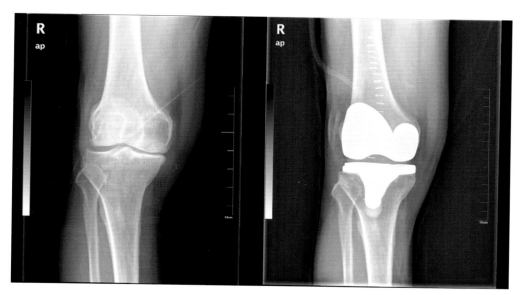

▲ 图 4-6　立位双下肢全长片用于膝骨关节炎的术后评估

　　X 线的灵敏度有限，骨矿化情况及排列的细微变化可能被覆盖的骨或假体所掩盖。其在诊断的特异性方面也受到一定的限制，例如不能区分感染和无菌性松动。同时，X 线能体现出积液、明显的软组织肿胀、异物、皮下气肿、异位骨化、软组织中的骨水泥或金属，但在评估膝关节周围的软组织结构（如副韧带）方面则明显受到限制。此外，术后拍摄 X 线的最佳时间尚未有统一的标准，但在一般情况下术后立即拍摄 X 线一直受到质疑，主要因为围术期图像质量不佳，对患者的预后评估作用有限。

（二）CT

　　CT 用于 TKA 术后的评估受到金属伪影的限制（射束硬化效应，需要复杂的算法进行校正），这是由于金属伪影会掩盖周围的骨和软组织。然而，CT 可以更加灵敏地显示假体周围骨质的变化，这些变化在 X 线上可能不明显。因此，在某些情况下，CT 可以显示 X 线上不易发现的松动、骨溶解、骨折和反应性骨形成。CT 关节造影已被用于评估假体周围的透光性以及聚乙烯在关节内的移位情况。静脉造影增强 CT 可显示积液、血肿和脓肿。此外，CT 是评估假体旋转对齐的主要方法，而新的 CT 技术和抑制金属伪影的新技术可能会扩大 CT 在评估 TKA 术后预后中的应用。

（三）MRI

　　与 CT 相比，MRI 具有更高的软组织对比分辨率，因此通常在评估 TKA

的软组织并发症方面具有明显的优势。然而，出于金属敏感伪影和费用考虑，MRI通常不用于评估疑似TKA并发症的患者。随着技术的不断发展，MRI不仅在评估周围软组织病理（积液、肿块、肌肉水肿和萎缩）方面具备优势，而且也能在诊断假体松动、骨溶解、感染和旋转不良等方面发挥作用。最新的研究表明，利用MRI金属伪影复位技术，可以观察到TKA患者滑膜外观的差异，从而区分颗粒诱导的滑膜炎、感染和非特异性滑膜炎。

（四）超声

超声检查本身不能用于检测假体和骨组织，但是可以在不受金属伪影的影响下评估关节周围的软组织，例如积液、血肿和软组织结构。超声也曾被用于评估髌骨聚乙烯衬垫的厚度。超声检查尤其在评估膝关节术后假性动脉瘤方面具备较大的优势。因此，超声在用于TKA术后评估的优势体现在其相对较低的成本和患者较高的接受度，而限制在于结果的准确性在一定程度上依赖操作者的临床经验。

四、结论与展望

KOA作为以衰老为主要诱因的疾病，其治疗是一个漫长且复杂的过程。目前的治疗还停留在依据患者主观感受、结合发病时间、影像学检测等手段进行诊治的过程。和许多其他衰老性疾病一样，重视基础教育，轻症保守治疗，重症手术是KOA常见的治疗思路，而这些方式和步骤并未达到循证医学的要求。对于KOA病理生理过程的理解已形成了较统一的观念，以抗炎、促增殖和抑制纤维化为主，但其中涉及的具体机制通路则错综复杂，后续的研究应筛选出其中真实可靠且权重较大的机制，作为KOA病理生理过程的主要研究方向，再依据这些机制，研发相应的治疗药物。同时，依据KOA的影像学表现进行治疗也未有明确的标准。根据影像学判断KOA的进展已经非常成熟，但是可用药物依然种类较少，并且未有标准明确指出不同分期的KOA对应的最佳药物，后续的研究应集中于研发KOA特定分期或分型的专用药物，最好是能配合更细化的影像学特征进行药物调整。此外，由于个体差异的存在，患者所用药物不仅仅未能按疾病分期进行分类，KOA的分子分型研究也处于初级阶段，距离结合临床还有较长的一段时间，如能结合体液检查（血液、尿液、关节液等），开发出个体化、针对性更强的药物，则将大大促进KOA的治疗水平。最后，对于手术来说，通过影像学、疾病分期和分子分型来更清楚地了解患者的发病机制、症状原因和预后，配合药物，做一些针对性更强的手术，则可减少患者所受创伤，最大限度减轻患者的负担。

KOA 治疗的评估也是一个重要方面，主要包括医学检测手段评估和患者主观感受以及患者的功能恢复。其中，对患者主观感受的评分和功能恢复的评估已有了较多统一的标准，能够很好地反应患者的治疗状态，而通过医学手段对患者恢复状况的评估则较匮乏。目前医学检测手段主要是影像学分析，集中对于力线、对位、假体材料及骨－软骨组织的评估。鉴于膝关节复杂的结构，对于其周围软组织及一些相关生物学指标的评估也是重要的方面，结合这些数据，对康复中的患者或患者预后过程进行及时的用药调整以及改变训练方式，可大大提高患者药物治疗的有效性和手术满意度。

参考文献

[1] Hunter DJ, Bierma-Zeinstra S.Osteoarthritis[J]. Lancet, 2019, 393(10182): 1745-1759.

[2] Neogi T.The epidemiology and impact of pain in osteoarthritis[J].Osteoarthritis Cartilage, 2013, 21(9): 1145-53.

[3] Abramoff B, Caldera FE.Osteoarthritis: Pathology, Diagnosis, and Treatment Options[J].Med Clin North Am, 2020, 104(2): 293-311.

[4] 王坤正.骨关节炎诊疗指南 [J]. 中华骨科杂志 , 2018, 38(12).

[5] Nelson AE, Allen KD, Golightly YM, et al.A systematic review of recommendations and guidelines for the management of osteoarthritis: The chronic osteoarthritis management initiative of the U.S. bone and joint initiative[J].Semin Arthritis Rheum, 2014, 43(6): 701-12.

[6] Block JA.Osteoarthritis: OA guidelines: improving care or merely codifying practice?[J].Nat Rev Rheumatol, 2014, 10(6): 324-6.

[7] French SD, Bennell KL, Nicolson PJ, et al.What do people with knee or hip osteoarthritis need to know?An international consensus list of essential statements for osteoarthritis[J].Arthritis Care Res (Hoboken), 2015, 67(6): 809-16.

[8] Hurley M, Dickson K, Hallett R, et al.Exercise interventions and patient beliefs for people with hip, knee or hip and knee osteoarthritis: a mixed methods review[J].Cochrane Database Syst Rev, 2018, 4: CD010842.

[9] Fransen M, Mcconnell S, Harmer AR, et al.Exercise for osteoarthritis of the knee: a Cochrane systematic review[J].Br J Sports Med, 2015, 49(24): 1554-7.

[10] Dobson F, Bennell KL, French SD, et al.Barriers and Facilitators to Exercise Participation in People with Hip and/or Knee Osteoarthritis: Synthesis of the Literature Using Behavior Change Theory[J]. Am J Phys Med Rehabil, 2016, 95(5): 372-89.

[11] Jordan JL, Holden MA, Mason EE, et al.Interventions to improve adherence to exercise for chronic musculoskeletal pain in adults[J].Cochrane Database Syst Rev, 2010, (1): CD005956.

[12] Hall M, Castelein B, Wittoek R, et al.Diet-induced weight loss alone or combined with exercise in overweight or obese people with knee osteoarthritis: A systematic review and meta-analysis[J]. Semin Arthritis Rheum, 2019, 48(5): 765-777.

[13] Messier SP, Mihalko SL, Legault C, et al.Effects of intensive diet and exercise on knee joint loads, inflammation, and clinical outcomes among overweight and obese adults with knee osteoarthritis: the IDEA randomized clinical trial[J].JAMA, 2013, 310(12): 1263-73.

[14] Christensen P, Henriksen M, Bartels EM, et al.Long-term weight-loss maintenance in obese patients with knee osteoarthritis: a randomized trial[J].Am J Clin Nutr, 2017, 106(3): 755-763.

[15] Miller GD, Nicklas BJ, Davis C, et al.Intensive weight loss program improves physical function in older obese adults with knee osteoarthritis[J]. Obesity (Silver Spring), 2006, 14(7): 1219-30.

[16] Christensen R, Bartels EM, Astrup A, et al.Effect of weight reduction in obese patients diagnosed with knee osteoarthritis: a systematic review and meta-analysis[J].Ann Rheum Dis, 2007, 66(4): 433-9.

[17] Duivenvoorden T, Brouwer RW, Van Raaij TM, et al.Braces and orthoses for treating osteoarthritis

of the knee[J].Cochrane Database Syst Rev, 2015, (3): CD004020.

[18] Page CJ, Hinman RS, Bennell KL.Physiotherapy management of knee osteoarthritis[J].Int J Rheum Dis, 2011, 14(2): 145-51.

[19] Bartels EM, Juhl CB, Christensen R, et al.Aquatic exercise for the treatment of knee and hip osteoarthritis[J].Cochrane Database Syst Rev, 2016, 3: CD005523.

[20] Towheed TE, Maxwell L, Judd MG, et al.Acetaminophen for osteoarthritis[J].Cochrane Database Syst Rev, 2006, (1): CD004257.

[21] Bennell KL, Hunter DJ, Hinman RS.Management of osteoarthritis of the knee[J].BMJ, 2012, 345: e4934.

[22] Bannwarth B.Acetaminophen or NSAIDs for the treatment of osteoarthritis[J].Best Pract Res Clin Rheumatol, 2006, 20(1): 117-29.

[23] Brown JP, Boulay LJ.Clinical experience with duloxetine in the management of chronic musculoskeletal pain.A focus on osteoarthritis of the knee[J].Ther Adv Musculoskelet Dis, 2013, 5(6): 291-304.

[24] Chappell AS, Desaiah D, Liu-Seifert H, et al.A double-blind, randomized, placebo-controlled study of the efficacy and safety of duloxetine for the treatment of chronic pain due to osteoarthritis of the knee[J].Pain Pract, 2011, 11(1): 33-41.

[25] Arroll B, Goodyear-Smith F.Corticosteroid injections for osteoarthritis of the knee: meta-analysis[J].BMJ, 2004, 328(7444): 869.

[26] Deyle GD, Allen CS, Allison SC, et al.Physical Therapy versus Glucocorticoid Injection for Osteoarthritis of the Knee[J].N Engl J Med, 2020, 382(15): 1420-1429.

[27] Rutjes AW, Juni P, Da Costa BR, et al.Viscosupplementation for osteoarthritis of the knee: a systematic review and meta-analysis[J].Ann Intern Med, 2012, 157(3): 180-91.

[28] Jevsevar D, Donnelly P, Brown GA, et al.Viscosupplementation for Osteoarthritis of the Knee: A Systematic Review of the Evidence[J].J Bone Joint Surg Am, 2015, 97(24): 2047-60.

[29] Moraes VY, Lenza M, Tamaoki MJ, et al.Platelet-rich therapies for musculoskeletal soft tissue injuries[J].Cochrane Database Syst Rev, 2013, (12): CD010071.

[30] Derry S, Conaghan P, Da Silva JA, et al.Topical NSAIDs for chronic musculoskeletal pain in adults[J].Cochrane Database Syst Rev, 2016, 4: CD007400.

[31] De Silva V, El-Metwally A, Ernst E, et al.Evidence for the efficacy of complementary and alternative medicines in the management of osteoarthritis: a systematic review[J].Rheumatology (Oxford), 2011, 50(5): 911-20.

[32] Cameron M, Gagnier JJ, Little CV, et al.Evidence of effectiveness of herbal medicinal products in the treatment of arthritis.Part I: Osteoarthritis[J].Phytother Res, 2009, 23(11): 1497-515.

[33] Zhang W, Moskowitz RW, Nuki G, et al.OARSI recommendations for the management of hip and knee osteoarthritis, Part II: OARSI evidence-based, expert consensus guidelines[J].Osteoarthritis Cartilage, 2008, 16(2): 137-62.

[34] Dowell D, Haegerich TM, Chou R.CDC Guideline for Prescribing Opioids for Chronic Pain-United States, 2016[J].JAMA, 2016, 315(15): 1624-45.

[35] Skou ST, Roos EM, Laursen MB, et al.A Randomized, Controlled Trial of Total Knee Replacement[J].N Engl J Med, 2015, 373(17): 1597-606.

[36] Brouwer RW, Huizinga MR, Duivenvoorden T, et al.Osteotomy for treating knee osteoarthritis[J].Cochrane Database Syst Rev, 2014, (12): CD004019.

[37] Palmer JS, Monk AP, Hopewell S, et al.Surgical interventions for symptomatic mild to moderate knee osteoarthritis[J].Cochrane Database Syst Rev, 2019, 7: CD012128.

[38] Katz JN, Brownlee SA, Jones MH.The role of arthroscopy in the management of knee osteoarthritis[J].Best Pract Res Clin Rheumatol, 2014, 28(1): 143-56.

[39] Thorlund JB, Juhl CB, Roos EM, et al.Arthroscopic surgery for degenerative knee: systematic review and meta-analysis of benefits and harms[J]. BMJ, 2015, 350: h2747.

[40] Wang SM, Kain ZN, White PF.Acupuncture analgesia: II .Clinical considerations[J].Anesth Analg, 2008, 106(2): 611-21.

[41] Brosseau L, Welch V, Wells G, et al.Low level laser therapy (Classes I , II and III) for treating osteoarthritis[J].Cochrane Database Syst Rev, 2004, (3): CD002046.

[42] Rutjes AW, Nuesch E, Sterchi R, et al.Therapeutic ultrasound for osteoarthritis of the knee or hip[J].Cochrane Database Syst Rev, 2010, (1): CD003132.

[43] Emery CA, Whittaker JL, Mahmoudian A, et al.Establishing outcome measures in early knee osteoarthritis[J].Nat Rev Rheumatol, 2019, 15(7): 438-448.

[44] Beard DJ, Davies LJ, Cook JA, et al.The clinical and cost-effectiveness of total versus partial knee replacement in patients with medial compartment osteoarthritis (TOPKAT): 5-year outcomes of a randomised controlled trial[J].Lancet, 2019, 394(10200): 746-756.

[45] Collins NJ, Prinsen CA, Christensen R, et al.Knee Injury and Osteoarthritis Outcome Score (KOOS): systematic review and meta-analysis of measurement properties[J].Osteoarthritis Cartilage, 2016, 24(8): 1317-29.

［46］ Roos EM, Roos HP, Lohmander LS, et al.Knee Injury and Osteoarthritis Outcome Score (KOOS)-development of a self-administered outcome measure[J].J Orthop Sports Phys Ther, 1998, 28(2): 88-96.

［47］ Collins NJ, Misra D, Felson DT, et al.Measures of knee function: International Knee Documentation Committee (IKDC) Subjective Knee Evaluation Form, Knee Injury and Osteoarthritis Outcome Score (KOOS), Knee Injury and Osteoarthritis Outcome Score Physical Function Short Form (KOOS-PS), Knee Outcome Survey Activities of Daily Living Scale (KOS-ADL), Lysholm Knee Scoring Scale, Oxford Knee Score (OKS), Western Ontario and McMaster Universities Osteoarthritis Index (WOMAC), Activity Rating Scale (ARS), and Tegner Activity Score (TAS)[J]. Arthritis Care Res (Hoboken), 2011, 63 Suppl 11: S208-28.

［48］ Bellamy N, Buchanan WW, Goldsmith CH, et al.Validation study of WOMAC: a health status instrument for measuring clinically important patient relevant outcomes to antirheumatic drug therapy in patients with osteoarthritis of the hip or knee[J].J Rheumatol, 1988, 15(12): 1833-40.

［49］ Faik A, Benbouazza K, Amine B, et al.Translation and validation of Moroccan Western Ontario and McMaster Universities (WOMAC) osteoarthritis index in knee osteoarthritis[J].Rheumatol Int, 2008, 28(7): 677-83.

［50］ Hawker GA, Mian S, Kendzerska T, et al.Measures of adult pain: Visual Analog Scale for Pain (VAS Pain), Numeric Rating Scale for Pain (NRS Pain), McGill Pain Questionnaire (MPQ), Short-Form McGill Pain Questionnaire (SF-MPQ), Chronic Pain Grade Scale (CPGS), Short Form-36 Bodily Pain Scale (SF-36 BPS), and Measure of Intermittent and Constant Osteoarthritis Pain (ICOAP)[J].Arthritis Care Res (Hoboken), 2011, 63 Suppl 11: S240-52.

［51］ Kroman SL, Roos EM, Bennell KL, et al.Measurement properties of performance-based outcome measures to assess physical function in young and middle-aged people known to be at high risk of hip and/or knee osteoarthritis: a systematic review[J].Osteoarthritis Cartilage, 2014, 22(1): 26-39.

［52］ Whittaker JL, Woodhouse LJ, Nettel-Aguirre A, et al.Outcomes associated with early post-traumatic osteoarthritis and other negative health consequences 3-10 years following knee joint injury in youth sport[J].Osteoarthritis Cartilage, 2015, 23(7): 1122-9.

［53］ Moksnes H, Engebretsen L, Eitzen I, et al.Functional outcomes following a non-operative treatment algorithm for anterior cruciate ligament injuries in skeletally immature children 12 years and younger.A prospective cohort with 2 years follow-up[J].Br J Sports Med, 2013, 47(8): 488-94.

［54］ Logerstedt D, Grindem H, Lynch A, et al.Single-legged hop tests as predictors of self-reported knee function after anterior cruciate ligament reconstruction: the Delaware-Oslo ACL cohort study[J].Am J Sports Med, 2012, 40(10): 2348-56.

［55］ Jones CJ, Rikli RE, Beam WC.A 30-s chair-stand test as a measure of lower body strength in community-residing older adults[J].Res Q Exerc Sport, 1999, 70(2): 113-9.

［56］ Kanko LE, Birmingham TB, Bryant DM, et al.The star excursion balance test is a reliable and valid outcome measure for patients with knee osteoarthritis[J].Osteoarthritis Cartilage, 2019, 27(4): 580-585.

［57］ Shaffer SW, Teyhen DS, Lorenson CL, et al.Y-balance test: a reliability study involving multiple raters[J].Mil Med, 2013, 178(11): 1264-70.

［58］ Gribble PA, Hertel J, Plisky P.Using the Star Excursion Balance Test to assess dynamic postural-control deficits and outcomes in lower extremity injury: a literature and systematic review[J].J Athl Train, 2012, 47(3): 339-57.

［59］ Oiestad BE, Juhl CB, Eitzen I, et al.Knee extensor muscle weakness is a risk factor for development of knee osteoarthritis.A systematic review and meta-analysis[J].Osteoarthritis Cartilage, 2015, 23(2): 171-7.

［60］ Guermazi A, Niu J, Hayashi D, et al.Prevalence of abnormalities in knees detected by MRI in adults without knee osteoarthritis: population based observational study (Framingham Osteoarthritis Study)[J].BMJ, 2012, 345: e5339.

［61］ Skou ST, Roos EM, Laursen MB, et al.A Randomized, Controlled Trial of Total Knee Replacement[J].N Engl J Med, 2015, 373(17): 1597-606.

［62］ Postler A, Lützner C, Beyer F, et al.Analysis of Total Knee Arthroplasty revision causes[J].BMC Musculoskelet Disord, 2018, 19(1): 55.

［63］ Weber M, Völlner F, Benditz A, et al.Total knee arthroplasty in the elderly[J].Orthopade, 2017, 46(1): 34-39.

［64］ Sharkey PF, Miller AJ.Noise, numbness, and kneeling difficulties after total knee arthroplasty: is the outcome affected?[J].J Arthroplasty, 2011, 26(8): 1427-31.

［65］ Postler A, Lützner C, Beyer F, et al.Analysis of Total Knee Arthroplasty revision causes[J].BMC Musculoskelet Disord, 2018, 19(1): 55.

［66］ Lei PF, Hu RY, Hu YH.Bone Defects in Revision Total Knee Arthroplasty and Management[J].Orthop Surg, 2019, 11(1): 15-24.

［67］ Kumar N, Yadav C, Raj R, et al.How to interpret postoperative X-rays after total knee arthroplasty[J].Orthop Surg, 2014, 6(3): 179-86.

［68］ Scott AM.Total Knee Replacement and Imaging[J].Radiol Technol, 2015, 87(1): 65-86.

［69］ Massé V, Ghate RS.Using standard X-ray images to create 3D digital bone models and patient-matched guides for aiding implant positioning and sizing in total knee arthroplasty[J].Comput Assist Surg (Abingdon), 2021, 26(1): 31-40.

［70］ Abdelfadeel W, Houston N, Star A, et al.CT planning studies for robotic total knee arthroplasty[J]. Bone Joint J, 2020, 102-B(6_Supple_A): 79-84.

［71］ Najefi AA, Ghani Y, Goldberg AJ.Bone Cysts and Osteolysis in Ankle Replacement[J].Foot Ankle Int, 2021, 42(1): 55-61.

［72］ Hayashi D, Roemer FW, Guermazi A.Imaging for osteoarthritis[J].Ann Phys Rehabil Med, 2016, 59(3): 161-169.

［73］ Sodhi N, Jacofsky DJ, Chee A, et al.Benefits of CT Scanning for the Management of Knee Arthritis and Arthroplasty[J].J Knee Surg, 2021, 34(12): 1296-1303.

［74］ Silva A, Pinto E, Sampaio R.Rotational alignment in patient-specific instrumentation in TKA: MRI or CT?[J].Knee Surg Sports Traumatol Arthrosc, 2016, 24(11): 3648-3652.

［75］ Landy DC, Baral EC, Potter HG, et al.Magnetic Resonance Imaging Synovial Classification Is Associated With Revision Indication and Polyethylene Insert Damage[J].J Arthroplasty, 2022, 37(6S): S342-S349.

［76］ Law KY, Cheung KW, Chiu KH, et al.Pseudoaneurysm of the geniculate artery following total knee arthroplasty: a report of two cases[J].J Orthop Surg (Hong Kong), 2007, 15(3): 386-9.

推 荐 阅 读

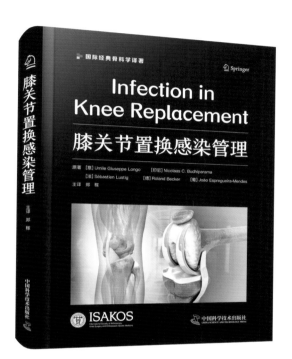

原著 [意] Umile Giuseppe Longo
　　[印尼] Nicolaas C. Budhiparama
　　[法] Sébastien Lustig
　　[德] Roland Becker
　　[葡] João Espregueira-Mendes
主译　郑　稼

定价: 328.00 元

　　本书引进自 Springer 出版社，是一部专注于膝关节置换感染相关管理策略的实用著作。全书共六篇 35 章，介绍了膝关节置换术后感染的流行病学、病因、发病机制，以及感染病菌、感染途径和感染发生的过程；描述了病原微生物形成的生物膜在感染治疗中产生的影响，并介绍了体内和体外的感染模型；细述了膝关节置换术后感染的临床表现；全面总结了目前国际相关诊断标准，论述了膝关节置换术后感染的定义及目前的诊断工具，并介绍了微生物鉴别的相关内容；解读了目前较先进的治疗方式，系统讲述了膝关节置换术后感染的治疗和预防等内容。本书内容实用，阐释简洁，图表丰富，可供广大关节外科医师在实际工作中借鉴参考。

推 荐 阅 读

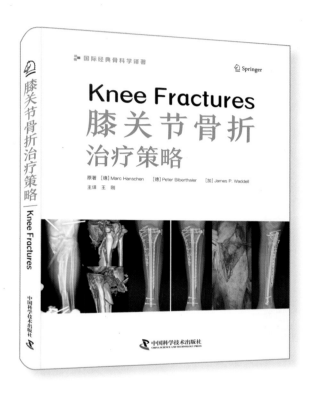

原著　[德] Marc Hanschen
　　　[德] Peter Biberthaler
　　　[加] James P. Waddell

主译　王　刚

定价：228.00 元

　　本书引进自 Springer 出版社，是一部关于膝关节及其周围骨折和相关损伤的综合指南，涵盖了膝关节的解剖、膝关节损伤的影像学评估、膝关节骨折的流行病学和骨折分类、术前计划、不同类型骨折的治疗方法及术后康复等内容。此外，书中还讨论了膝关节周围骨折、浮膝损伤、感染性和非感染性不愈合等并发症的治疗，为读者提供了相应的参考和治疗方案，并对老年及青少年等特殊人群在膝关节骨折方面的挑战进行了总结。本书内容翔实，科学性强，可供广大骨科从业者及膝关节亚专科医师借鉴参考。